现代化新征程丛书

隆国强　总主编

THE HEALTH INDUSTRY

NEW TRENDS AND FORMATS

大健康产业

新趋势　新业态

上海交通大学健康长三角研究院课题组　著

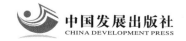

中国发展出版社
CHINA DEVELOPMENT PRESS

图书在版编目（CIP）数据

大健康产业：新趋势　新业态 / 上海交通大学健康
长三角研究院课题组著 . —北京：中国发展出版社，
2024.6. — ISBN 978-7-5177-1420-0

Ⅰ. R199.2

中国国家版本馆 CIP 数据核字第 2024TJ6862 号

书　　　　名：大健康产业：新趋势　新业态
著 作 责 任 者：上海交通大学健康长三角研究院课题组
责 任 编 辑：王海燕
出 版 发 行：中国发展出版社
联 系 地 址：北京经济技术开发区荣华中路 22 号亦城财富中心 1 号楼 8 层（100176）
标 准 书 号：ISBN 978-7-5177-1420-0
经 　销 　者：各地新华书店
印 　刷 　者：北京博海升彩色印刷有限公司
开　　　　本：710mm×1000mm　1/16
印　　　　张：12.25
字　　　　数：180 千字
版　　　　次：2024 年 6 月第 1 版
印　　　　次：2024 年 6 月第 1 次印刷
定　　　　价：68.00 元

联 系 电 话：（010）68990625　68360970
购 书 热 线：（010）68990682　68990686
网 络 订 购：http://zgfzcbs.tmall.com
网 购 电 话：（010）88333349　68990639
本 社 网 址：http://www.develpress.com
电 子 邮 件：15210957065@163.com

"现代化新征程丛书"
编委会

总主编

隆国强

副总主编

张　辉　薛　澜　周　波　邹　磊　朱卫江
吴红梅　李晓华　刘尚文　陈　劲　刘　庆

执行主编

王忠宏　梁仰椿

编委（按照姓氏笔画排列）

马　斌　王　勇　王　维　车海刚　方晓霞
李霄飞　沈　和　张诗雨　张录法　岳宗伟
周世锋　周健奇　庞清辉　徐东华　高旭东
梁　正　鲍　勇

联合编制单位

国研智库

中国社会科学院工业经济研究所

中共浙江省委政策研究室

工业和信息化部电子第五研究所（服务型制造研究院）

清华大学技术创新研究中心

清华大学人工智能国际治理研究院

上海交通大学健康长三角研究院

上海交通大学健康传播发展中心

浙江省发展规划研究院

苏州大学北京研究院

江苏省产业技术研究院

中国大唐集团有限公司

广东省交通集团有限公司

行云集团

上海昌进生物科技有限公司

广东利通科技投资有限公司

《大健康产业：新趋势 新业态》
课题组

课题负责人

张录法 上海交通大学健康长三角研究院执行院长、国际与公共事务学院副院长、中国城市治理研究院副院长，教授

课题协调人

李 力 上海交通大学健康长三角研究院助理研究员

罗 津 上海交通大学健康长三角研究院院长助理、副研究员

蒋 锋 上海交通大学健康长三角研究院副研究员

课题组成员

侯胜田 北京中医药大学国家中医药发展与战略研究院健康产业研究中心主任、上海交通大学健康长三角研究院健康旅游研究中心主任，教授

王会儒 上海交通大学体育系教授、健康长三角研究院双聘研究员

洪 亮 上海交通大学物理与天文学院教授、自然科学研究院教授

郭丽君 上海健康医学院护理与健康管理学院教授、上海交通大学健康长三角研究院双聘研究员

董恩宏 上海健康医学院护理与健康管理学院教授、上海

交通大学健康长三角研究院双聘研究员

王秀强　上海交通大学系统生物医学研究院副研究员

宗传宏　上海社会科学院城市与人口发展研究所区域发展研究室主任、副研究员

韩　涵　中国电子工程设计院股份有限公司健康与养老研究所副所长

高庆浩　中国信息通信研究院华东分院数字经济研究部副主任

张　岚　上海健康医学院护理与健康管理学院讲师

刘　卓　上海交通大学自然科学研究院助理研究员

周冰心　上海交通大学自然科学研究院助理研究员

谈　攀　上海人工智能实验室青年研究员

孙德胜　上海交通大学健康长三角研究院行业研究员

周华平　上海交通大学健康长三角研究院行业研究员

朱清亮　上海交通大学健康长三角研究院行业研究员

胡启元　上海交通大学健康长三角研究院行业研究员

吴一波　上海交通大学健康长三角研究院行业研究员

杨　光　上海交通大学博士研究生

徐召鹏　上海交通大学博士研究生

总　序

　　党的二十大报告提出，从现在起，中国共产党的中心任务就是团结带领全国各族人民全面建成社会主义现代化强国、实现第二个百年奋斗目标，以中国式现代化全面推进中华民族伟大复兴。当前，世界之变、时代之变、历史之变正以前所未有的方式展开，充满新机遇和新挑战，全球发展的不确定性不稳定性更加突出，全方位的国际竞争更加激烈。面对百年未有之大变局，我们坚持把发展作为党执政兴国的第一要务，把高质量发展作为全面建设社会主义现代化国家的首要任务，完整、准确、全面贯彻新发展理念，坚持社会主义市场经济改革方向，坚持高水平对外开放，加快构建以国内大循环为主体、国内国际双循环相互促进的新发展格局，不断以中国的新发展为世界提供新机遇。

　　习近平总书记指出，今天，我们比历史上任何时期都更接近、更有信心和能力实现中华民族伟大复兴的目标。中华民族已完成全面建成小康社会的千年夙愿，开创了中国式现代化新道路，为实现中华民族伟大复兴提供了坚实的物质基础。现代化新征程就是要实现国家富强、民族振兴、人民幸福的宏伟目标。在党的二十大号召下，全国人民坚定信心、同心同德，埋头苦干、奋勇前进，为全面建设社会主义现代化国家、全面推进中华民族伟大复兴而团结奋斗。

　　走好现代化新征程，要站在新的历史方位，推进实现中华民族伟大复兴。党的十八大以来，中国特色社会主义进入新时代，这是我国发展新的历史方位。从宏观层面来看，走好现代化新征程，需要站在新的历史方位，客观认识、准确把握当前党和人民事业所处的发展阶段，不断推动经济高质量发展。从中观层面来看，走好现代化新征程，需要站在新的历史方位，适应我国参与国际竞合比较优势的变化，通过深化供给侧结构性改革，对内解决好发展不平衡不充分问题，对外化解外部环境新矛盾新挑战，实现对全球要素资源的强大吸引力、在激烈国际竞争中的强大竞争力、在全球资源配置中的强大推动力，在科技高水平自立自强基础上塑造形成参与国际竞合新优势。从微观层面来看，走好现代化新征程，需要站在新的历史方位，坚持系统观念和辩证思维，坚持两点论和重点论相统一，以"把握主动权、下好先手棋"的思路，充分依托我国超大规模市场优势，培育和挖掘内需市场，推动产业结构优化和转型升级，提升产业链供应链韧性，增强国家的生存力、竞争力、发展力、持续力，确保中华民族伟大复兴进程不迟滞、不中断。

走好现代化新征程，要把各国现代化的经验和我国国情相结合。实现现代化是世界各国人民的共同追求。随着经济社会的发展，人们越来越清醒全面地认识到，现代化虽起源于西方，但各国的现代化道路不尽相同，世界上没有放之四海而皆准的现代化模式。因此，走好现代化新征程，要把各国现代化的共同特征和我国具体国情相结合。我们要坚持胸怀天下，拓展世界眼光，深刻洞察人类发展进步潮流，以海纳百川的宽阔胸襟借鉴吸收人类一切优秀文明成果。坚持从中国实际出发，不断推进和拓展中国式现代化。党的二十大报告系统阐述了中国式现代化的五大特征，即中国式现代化是人口规模巨大的现代化、是全体人民共同富裕的现代化、是物质文明和精神文明相协调的现代化、是人与自然和谐共生的现代化、是走和平发展道路的现代化。中国式现代化的五大特征，反映出我们的现代化新征程，是基于大国经济，按照中国特色社会主义制度的本质要求，实现长期全面、绿色可持续、和平共赢的现代化。此外，党的二十大报告提出了中国式现代化的本质要求，即坚持中国共产党领导，坚持中国特色社会主义，实现高质量发展，发展全过程人民民主，丰富人民精神世界，实现全体人民共同富裕，促进人与自然和谐共生，推动构建人类命运共同体，创造人类文明新形态。这既是我们走好现代化新征程的实践要求，也为我们指明了走好现代化新征程的领导力量、实践路径和目标责任，为我们准确把握中国式现代化核心要义，推动各方面工作沿着复兴目标迈进提供了根本遵循。

走好现代化新征程，要完整、准确、全面贯彻新发展理念，着力推动高质量发展，加快构建新发展格局。高质量发展是全面建设社会主义现代化国家的首要任务。推动高质量发展必须完整、准确、全面贯彻新发展理念，让创新成为第一动力、协调成为内生特点、绿色成为普遍形态、开放成为必由之路、共享成为根本目的，努力实现高质量发展。同时，还必须建立和完善促进高质量发展的一整套体制机制，才能保障发展方式的根本性转变。如果不能及时建立一整套衡量高质量发展的指标体系和政绩考核体系，就难以引导干部按照新发展理念来推进工作。如果不能在创新、知识产权保护、行业准入等方面建立战略性新兴产业需要的体制机制，新兴产业、未来产业等高质量发展的新动能也难以顺利形成。

走好现代化新征程，必须全面深化改革、扩大高水平对外开放。改革开放为我国经济社会发展注入了强劲动力，是决定当代中国命运的关键一招。改革开放以来，我国经济社会发展水平不断提升，人民群众的生活质量不断改善，经济发展深度融入全球化体系，创造了举世瞩目的伟大成就。随着党的二十大开启了中国式现代化新征程，需要不断深化重点领域改革，为现代化建设提供体制保障。2023年中央经济工作会议强调，必须坚持依靠改革开放增强发展内生动力，统筹推进深层次改革和高水平开放，不断解放和发展生产力、激发和增强社会活力。第一，要不断完善落实"两个毫不动摇"的体制机制，充分激发各类经营主体的内生动力和创新活力。公有制为主体、多种所有制经济共同发展是我国现代化建设的重要优势。推动高质量发展，需要深化改革，充分释放各类经营主体的创新活力。应对国际环境的复杂性、严峻性、不确定性，克服"卡脖子"问题，维护产业链供应链安全稳定，同样需要为各类经营主体的发展提供更加完善的市场环境和体制环境。第二，要加快全国统一大市场建设，提高资源配置效率。超大规模的国内市场，可以有效分摊企业研发、制造、服务的成本，形成规模经济，这是我国推动高质量发展的一个重要优势。第三，扩大高水平对外开放，形成开放与改革相互促进的新格局。对外开放本质上也是改革，以开放促改革、促发展，是我国发展不断取得新成就的重要法宝。对外开放是利用全球资源全球市场和在全球配置资源，是高质量发展的内在要求。

知之愈明，则行之愈笃。走在现代化新征程上，我们出版"现代化新征程丛书"，是为了让社会各界更好地把握当下发展机遇、面向未来，以奋斗姿态、实干业绩助力中国式现代化开创新篇章。具体来说，主要有三个方面的考虑。

一是学习贯彻落实好党的二十大精神，为推进中国式现代化凝聚共识。党的二十大报告阐述了开辟马克思主义中国化时代化新境界、中国式现代化的中国特色和本质要求等重大问题，擘画了全面建成社会主义现代化强国的宏伟蓝图和实践路径，就未来五年党和国家事业发展制定了大政方针、作出了全面部署，是中国共产党团结带领全国各族人民夺取新时代中国特色社会主义新胜利的政治宣言和行动纲领。此套丛书，以习近平新时代中国特色社会主义思想为指导，认真对标对表党的二十大报告，从报告原文中找指导、从会议精神中找动力，用行动践行学习宣传贯彻党的二十大精神。

二是交流高质量发展的成功实践，释放创新动能，引领新质生产力发展，为推进中国式现代化汇聚众智。来自 20 多家智库和机构的专家参与本套丛书的编写。丛书第二辑将以新质生产力为主线，立足中国式现代化的时代特征和发展要求，直面各个地区、各个部门面对的新情况、新问题，总结借鉴国际国内现代化建设的成功经验，为各类决策者提供咨询建议。丛书内容注重实用性、可操作性，努力打造成为地方政府和企业管理层看得懂、学得会、用得了的使用指南。

三是探索未来发展新领域新赛道，加快形成新质生产力，增强发展新动能。新时代新征程，面对百年未有之大变局，我们要深入理解和把握新质生产力的丰富内涵、基本特点、形成逻辑和深刻影响，把创新贯穿于现代化建设各方面全过程，不断开辟发展新领域新赛道，特别是以颠覆性技术和前沿技术催生的新产业、新模式、新动能，把握新一轮科技革命机遇、建设现代化产业体系，全面塑造发展新优势，为我国经济高质量发展提供持久动能。

"现代化新征程丛书"主要面向党政领导干部、企事业单位管理层、专业研究人员等读者群体，致力于为读者丰富知识素养、拓宽眼界格局，提升其决策能力、研究能力和实践能力。丛书编制过程中，重点坚持以下三个原则：一是坚持政治性，把坚持正确的政治方向摆在首位，坚持以党的二十大精神为行动指南，确保相关政策文件、编选编排、相关概念的准确性；二是坚持前沿性，丛书选题充分体现鲜明的时代特征，面向未来发展重点领域，内容充分展现现代化新征程的新机遇、新要求、新举措；三是坚持实用性，丛书编制注重理论与实践的结合，特别是用新的理论要求指导新的实践，内容突出针对性、示范性和可操作性。在上述理念与原则的指导下，"现代化新征程丛书"第一辑收获了良好的成效，入选中宣部"2023年主题出版重点出版物选题"，相关内容得到了政府、企业决策者和研究人员的极大关注，充分发挥了丛书服务决策咨询、破解现实难题、支撑高质量发展的智库作用。

"现代化新征程丛书"第二辑按照开放、创新、产业、模式"四位一体"架构进行设计，包含十多种图书。其中，"开放"主题有"'地瓜经济'提能升级""跨境电商"等；"创新"主题有"科技创新推动产业创新""前沿人工智能"等；"产业"主题有"建设现代化产业体系""储能经济""合成生物""绿动未来""建设海洋强国""产业融合""健康产业"等；"模式"主题有"未来制造"等。此外，丛书编委会根据前期调研，撰写了"高质量发展典型案例（二）"。

相知无远近，万里尚为邻。丛书第一辑的出版，已经为我们加强智库与智库、智库与传播界之间协作，促进智库研究机构与智库传播机构的高水平联动提供了很好的实践，也取得社会效益与经济效益的双丰收，为我们构建智库型出版产业体系和生态系统，实现"智库引领、出版引路、路径引导"迈出了坚实的一步。积力之所举，则无不胜也；众智之所为，则无不成也。我们希望再次与大家携手共进，通过丛书第二辑的出版，促进新质生产力发展、有效推动高质量发展，为全面建成社会主义现代化强国、实现第二个百年奋斗目标作出积极贡献！

隆国强

国务院发展研究中心副主任、党组成员

2024 年 3 月

前　言

　　健康无疑是重要的，但是从日常大家的意识和行为来看，健康却又不似那样"紧要"。这样的反差，传递出来的信号就是：一方面，国家层面将健康中国建设上升为国家战略，强调健康入万策，毫无疑问，这个健康是大健康，其相应的产业支撑应该是大健康产业；另一方面，从民众层面，健康更重要的往往是医疗，而曾经市场一度追捧的大健康，则往往异化成为无所不能的保健品或者改头换面的房地产。这几年，随着外部环境的变化，大家对大健康价值的认识有了较大提升，也促成了这个产业向日益多元化、逐步规范化以及更加实用化方面发展。与之同时，大健康产业在一定程度上也难以避免规模的快速扩张，这也是有据可循的。2016 年 10 月，中共中央、国务院印发的《"健康中国 2030"规划纲要》明确指出，2020 年我国大健康产业规模要达到 8 万亿元，2030年要达到 16 万亿元。实际上，有统计指出，截至 2023 年，我国大健康产业规模已经接近 15 万亿元。而且，现在大部分传统行业都在布局大健康领域，房企、险企起步较早，其他企业也不甘落后，跃跃欲试。

　　"风起于青萍之末，浪成于微澜之间。"也许，大健康以及大健康产业之滔天巨浪，正逐渐酝酿、集聚、耦合、生发，接下来必将对诸业百态产生广泛而深远的影响，它也将在相当长的一段时期广泛、深刻、全面且持久地影响社会的每个阶层和每一个成员。

　　那何为大健康，什么是大健康产业？对此问题众说纷纭。在产业的发展初期，这样的情况实属正常，但等一个产业发展到一定的阶段、规模和程度，就必然需要有序，更需要正名。尤其是当前我国正处在全面实现中国式现代化、发展新质生产力的关键时期，为助推我国大健康产业深度转型升级，要尽快厘清大健康产业的概念、内涵、外延、现状、问题、瓶颈及外部环境等，并根据"世异则备变"的战略思维，系统思考、前瞻布局、抓紧工作、快速突破。

此次应中国发展出版社之邀，我们收集、整理、梳理大健康以及大健康产业的来源与历史、演进与嬗变、探索与实践、潮流与趋势，呈送一部帮助社会大众认识、了解和有效应对大健康潮流的《大健康产业：新趋势　新业态》，给我们提供这样一个对大健康及大健康产业系统探讨的机会。

本书共分为10章，大致可以分成三大部分。第一章、第二章是对大健康及大健康产业概念及发展趋势的阐释。通过详细的文献梳理，加上课题组的反复讨论，界定并提出了新时代大健康及大健康产业的内涵，对大健康产业的历史使命和发展机遇进行了阐述，进而对全球大健康产业的"五化"发展趋势以及我国大健康产业的五大发展趋势进行了归纳和总结提炼。

第三章到第八章对当前大健康产业中最有代表性的产业进行了深入分析。比如文旅康融合、体卫融合、医养融合、健康管理与保险融合，以及功能性食品、健康支持性环境营造等产业。这些产业既与老百姓最关切的食、住、行、老、病等密切相关，又与乡村振兴、城市更新等大战略相协同。而且，随着时代的发展，大健康产业不断涌现出新场景、新业态、新模式。

第九章和第十章则是地域性与时代性的结合。中医药作为中国的瑰宝，在大健康领域大有用武之地，如何让传统中医药与现代的健康结合，既需要往回看，也需要往前走。当前，数字化转型浪潮势不可当，健康领域不能也不应错过，因此第十章聚焦数字健康产业这个相对新生的事物，探讨了数字化对健康产业的重塑、数字健康产业的主要业态和典型案例。

进入新时代，大健康产业以涉及范围广、发展前景好、社会效益高等突出优势迅速崛起，成为一个国家经济、社会发展进步的重要支柱；同时，大健康产业内在的技术要求高、资金投入大、研发周期长、品种类型多等特点也使得大健康产业的高质量发展成为衡量一个国家科技、金融以及治理能力和水平的重要标志。

"千川汇海阔，风好正扬帆。"这样的宏伟愿景，再加上"人类卫生健康共同体"的宏大格局，急切召唤着我国的大健康产业与时俱进、奋起担当！

目　录

第 一 章
新时代的大健康产业

人民的健康需求愈发丰富，大健康产业的诞生回应了这一需求，市场发展与技术迭代也为大健康产业的发展提供了有利条件。大健康产业的学术研究呈逐年递增的态势且研究热点较为集中，并已经形成了一些明显的聚类。迄今为止，地方政策中虽已多次出现"大健康产业"一词，但国家政策中尚未出现该词。目前学术界对大健康产业也未形成统一明确的定义，为此本章首先对大健康、大健康产业等概念进行了界定和诠释，并就新时代大健康产业的使命与机遇进行了展望。

一、健康与大健康的概念

（一）健康的概念界定

《"健康中国 2030"规划纲要》序言中开宗明义地提到："健康是促进人的全面发展的必然要求，是经济社会发展的基础条件。实现国民健康长寿，是国家富强、民族振兴的重要标志，也是全国各族人民的共同愿望。"从这段描述中，可知健康的重要性，其既是国家和人民发展的基础，又是国家和人民发展的目标。

何为健康？不同的时代，不同的国家有自己的定义。我国传统医学主张"形神共养"：体壮曰健、心怡曰康，体是"外"，心是"内"。《养生论》中说道："是以君子知形恃神以立，神须形以存，悟生理之易失，知一过之害生。"形的健康要仰仗神才得以立，神则要靠形才能够存在。可见形神是高度统一的，健康的人必须具备生理和心理的双重健康。

当然，从全球来看，大家比较接受的概念是世界卫生组织的定义，即 Health is a state of complete physical, mental and social well-being and not merely the absence of disease or infirmity。其意思是健康不仅为疾病或羸弱之消除，而系体格、精神与社会之完全健康状态。由此，世界卫生组织的健康指的是生理、心理、社会的三重健康。这个概念所涵盖的内容很广泛，外延也很大，阐释了作为一个人，既有作为一个生物人本身的身心健康，更有作为一个社会人，在与社会互动中依然保持的身心健康。如果生物人的健康是"内"，社会人的健康则是"外"，所以健康是一个范围更广的整体性概念。

（二）大健康的概念界定

大健康是一个颇具中国特色的概念。该概念出现已经有一段时间，在知网数据库查询发现，第一篇相关文献来源于王东巨的《第四医学——健康医学》，发表于 1991 年 5 月 1 日的《医学与哲学》。如果按照直译译为 Great Health，国际上并没有这样一个对应的提法。但是最近 20 年，国际上有一个新的概念 One Health，其理念可能接近大健康。One Health 理念于 2003 年由美国兽医博士威廉·卡瑞（William Karesh）提出，目前较权威的定义是：地区、国家和全球多学科协同合作，以实现人类、动物和环境的最佳健康状况。关于对 One Health 的中文翻译，学者们见仁见智，有同一健康、唯一健康、一体健康、一个健康、共同健康、协同健康、全健康、大健康等，还有学者建议译为万健康。复旦大学闻玉梅院士于 2013 年发起"一健康基金"；中山大学陆家海教授团队分别于 2014 年、2019 年主办两届中国 One Health 国际论坛，成立了国内第一个 One Health 研究中心；2020 年上海交通大学携手爱丁堡大学共建全健康研究中心。当然，从目前对 One Health 的翻译来看，其界定也众说纷纭。

针对大健康概念，黄惠勇认为至今没有人能说清楚大健康的准确定义，因为它的内涵太深，外延太广，涉及人与自然、人与社会复杂系统的相关性。大健康不是一种简单的理念，是多种理念的整合融合，它既有生存的常识，又有对生活的理解；既有理性的思维，又有哲学的思想；既有感性的认识，又有实践的成果。它是社会的，更是人类的，它是发展的理念、需求的理念、消费的理念的总和。海清山认为它既是一个产业概念，也是一个学术概念，还是一种健康理念和国家战略。唐钧则认为大健康概念可以包含广义和狭义两个层面。

综上所述，当前难以对大健康作出一个严谨且准确的界定，但是可以从两个层面去理解。第一，实质内涵层面，大健康从内涵上来讲与整体性健康的内涵没有本质的差异。由于健康关系国家昌盛，为了彰显其"国之大者"的重要性，可以加一个"大"字来凸显。这个"大"字，就是为了强调健康不能仅仅从小处、从个人去看，而要看到它对民族、国家的重要性。同时，提醒大家不能只是在生病的时候，才懂得健康的重要性。健康并非重要但不紧急的事情，而是又重要又紧急。第二，社会认知层面，从目前的分析结果来看，由于长期以来的沿袭，健康更接近事业，比如卫生健康事业，甚至我国的卫生行政部门也根据级别称为卫生健康委、卫生健康局等。而大健康在我国更偏向产业。公众提及大健康，更多联想到健康地产、保健养生等。

二、健康产业与大健康产业的概念

（一）健康产业的概念界定

很长一段时间里，国家将卫生事业定位为以福利为导向的卫生服务，所以产业的概念出现得较晚。国内学者在 20 世纪 90 年代初才开始对健康产业问题进行探索。2006年起国内逐步掀起了对这一问题的研究高潮，也历经了从健康服务业到健康产业的转变。《国务院关于促进健康服务业发展的若干意见》指出健康服务业以维护和促进人民群众身心健康为目标。健康服务业主要包括医疗服务、健康管理与促进、健康保险以及相关服务，涉及药品、医疗器械、保健用品、保健食品、健身产品等支撑产业，覆盖面广，产业链长。2014年4月，国家统计局发布了《健康服务业分类（试行）》，将健康服务业定义为以维护和促进人类身心健康为目标的各种服务活动，只涉及第三产业。

2016年《"健康中国2030"规划纲要》的第六篇中明确提出要发展健康产业，主要包括优化多元办医格局、发展健康服务新业态、积极发展健身休闲运动产业、促进医药产业发展。2019年4月国家统计局发布了《健康产业统计分类（2019）》，借鉴了世界卫生组织的分类方法，将健康产业界定为以医疗卫生和生物技术、生命科学为基础，以维护、改善和促进人民群众健康为目的，为社会公众提供与健康直接或密切相关的产品（货物和服务）的生产活动集合。该文件确定了健康产业统计的具体范围划分原则：一是生产产品（货物和服务）的目的是维护、改善、促进人的健康状况，与健康直接或密切相关；二是产品（货物和服务）提供应当以医疗卫生技术、生物技术和生命科学为基础；三是产业链的延伸应当遵循在健康服务业的基础上，延伸至不因物理形态等变化而改变其健康目的和功能的行业。根据上述原则，健康产业统计涵盖第一、二、三产业的相关内容。

《"十四五"国民健康规划》中的健康产业包括医药工业、高端医疗装备和健康用品制造、社会办医、商业健康保险以及健康相关新业态等。由此可以看出，在官方层面，对健康产业的认识也越来越清晰，其内涵也越来越丰富。

（二）大健康产业的概念界定

与健康产业相比，大健康产业又像大健康概念一样，出现了多重理解和阐释。迄今为止，从国家层面看，无论是《"健康中国2030"规划纲要》还是《"十四五"国民健康规划》，都没有出现大健康产业这个提法，统一的提法还是健康产业。

各地方的规划文件中，部分省市已经开始使用大健康产业这个名词，但是常常将大健康产业与健康产业的概念混淆。大部分省市，基本上沿用国家统计局2019年给出的健康产业的概念，并没有对两者进行严格区分。

随着健康产业不断发展，在规划文件中使用大健康产业名词的地区积极出台了各类优惠政策和措施推动省市内部优势健康产业发展。这些省市往往会将文件中的大健康产业概念界定集中在更细化的范畴以发展省市内的特色大健康产业体系，例如深圳市将大健康产业定义为：医疗美容、康复养老、精准医疗、精准营养、现代农产品、化妆品等健康服务业以及为其提供支撑的医疗美容设备、康复养老设备、新型营养保健品、绿色食品、数字化健康设备和产品、高端化妆品等健康制造业；长治市将大健康产业定义为：以健康长寿为终极目标，以大健康为理念，与人的身心健康、良好的社会适应性和道德健康相关的覆盖全人群、全生命周期的以预防、健体、诊疗、康养呈闭合发展的系统性、创新型全产业链模式，是涵盖第一、第二和第三产业的产业群集合，是围绕健康、亚健康、疾病开展的促进健康、维持健康和修复健康的一系列有规模的产品生产、服务提供和信息传播等产业的融合与发展。大健康产业不同的概念界定源于各地政府对大健康产业的不同理解，但其概念的内涵和外延并没有形成统一口径，基本概念的模糊导致各级政府部门在管理和发展大健康产业时，各吹各的号，各唱各的调。

在学术研究中许多学者就大健康产业的内涵和外延进行了多角度阐述。最有代表性的概念阐述就是从广义健康产业的角度出发，定义凡是跟健康相关的产业都是大健康产业。比如汤炎非提出凡是直接影响健康，能直接改善、促进或保障健康的产业，或与健康紧密联系的服务及相关制造等产业均属于健康产业。前瞻产业研究院也有类似的定义：大健康产业是指与维持健康、修复健康、促进健康相关的一系列健康产品生产经营、服务提供和信息传播等产业的统称。金碚提出，大健康产业是满足人民健康各类活动中的那些具有产业性质的领域等。

还有部分研究是从产业分类的角度来定义大健康产业。田秀杰与王愉晶总结了以往研究中对大健康产业以人的身心健康发展为核心的关键要素，将大健康产业定义为具有维护、改善和促进人的身心健康的一系列产业和部门的合集，并根据这一定义，将大健康产业分为健康维护产业、健康改善产业、健康促进产业3个层次。褚倩、于莹结合现有的前瞻性研究与实践基础，将大健康产业细分为医疗行业、医药行业、保健品及食品行业、健康管理服务产业、健康养老产业5个方面，认为大健康产业融合了第一、第二、第三产业。

此外还有从大健康产业目的、特征等角度出发的定义。如王秀华从大健康产业的目的出发，认为大健康产业是指以维护、改善、促进与管理健康和预防疾病为目的，提供产学研产品与相关健康服务的行业总称。海青山、金亚菊从大健康的基本特征出发定义了大健康产业，即以健康行业为主导的产业融合。潘为华等认为大健康产业包含传统的健康产业，从其内涵来看，主要以医疗、医药产业为核心；从其外延来看，大健康产业的发展以健康养老、健康服务、健康管理、健康环境等产业为支撑，并不断向文旅、地产、体育等关联产业扩展融合。

综上所述，目前大健康产业尚未形成统一明确的定义，但形成的基本共识是，大健康产业有其特定的基本内涵与运作逻辑，其重点及核心还是健康产业，但是大健康产业与传统以医药行业为主的健康产业区分明显，更强调产业的外延、融合以及迭代和传承。具体有以下几方面表现。第一，产业覆盖全人群、全流程、全周期、全方位，涵盖预防、医疗、保健、康复、健康管理与促进等各个相关领域。同时，这个产业在更好满足群体一般性需求的基础上又有着个性化的追求，力求实现"大众"与"小众"的兼顾。第二，产业全面交叉融合。健康产业首先融合了传统上广义第一、第二、第三产业，实现了健康与农业、工业、服务业的结合，同时在同一产业内部也实现不断的交叉与整合，呈现出你中有我、我中有你的欣欣向荣的融合业态、场景，进而形成了种种有辨识度的模式，而且这种融合远远没有结束，而是呈现更加多元化的趋势。第三，产业的时代性迭代和区域国别性传承。伴随着新技术的发展，尤其是数字化技术的进步，大健康产业也迅速实现与互联网、大数据、人工智能的结合，与此同时，拥有历史文化传统的中医药产业并未随时代而消亡，反而呈现出旺盛的生命力。

鉴于此，本书亦不能面面俱到，而是有针对性地择取了目前已经有较好发展基础兼有广阔前景、时代特征与传统烙印的 8 个具体产业进行阐释，主要包括：文旅康融合产业、体卫融合产业、医养融合产业、健康管理与保险融合产业、功能性食品产业、健康支持性环境营造产业、中医药大健康产业、数字健康产业。

三、新时代大健康产业的使命与机遇

（一）新时代大健康产业的使命

党的二十大报告指出，我们党和国家已经完成脱贫攻坚、全面建成小康社会的历史任务，实现第一个百年奋斗目标。现在党的中心任务就是团结带领全国各族人民全面建成社会主义现代化强国、实现第二个百年奋斗目标，以中国式现代化全面推进中华民族伟大复兴。

大健康产业的发展在中国式现代化建设，以及健康中国等多项国家战略实施中也扮演着越来越重要的角色。如健康中国战略旨在推动全民健康和全面健康管理。而大健康产业通过整合医疗、保健、健康管理等领域的资源和创新，提供个性化的健康服务和解决方案，促进人们管理健康和预防疾病，推动全民健康意识和健康素养的提升。另外大健康产业与科教兴国战略密切相关：基于科技驱动和创新，大健康产业促进了跨学科的交叉融合，将新兴科技应用于健康领域，推动医疗技术和健康管理的发展。同时，大健康产业为相关领域提供了专业人才培养和科学研究的平台，推动健康科学教育和研究的发展。在乡村振兴战略中，大健康产业发展也起到积极作用：一方面，大健康产业为农村居民提供了健康服务的机会，改善农村医疗卫生条件，提高农村居民的健康水平；另一方面，大健康产业本身兼备产业融合特征，横贯三大产业，必将为乡村就业创业提供新的机会，促进农村经济的多元发展，推动农村的经济社会发展与全面振兴。总的来说，随着人们生活水平的提高，健康既是国家发展的重要目标，也是促进社会进步的关键要素之一，大健康产业将在中国式现代化进程中扮演重要角色：提升健康意识、提供健康服务、推动技术创新与知识生产等等。

（二）新时代大健康产业的发展机遇

1. 国家政策驱动

健康是民众幸福之源，是国家富强之基。随着我国经济水平的增长、人民生活水平的提高和老龄化社会的逐渐来到，人民对健康的需求不断提升，健康问题备受关注。党的十八大以来，党中央、国务院开启了健康中国建设的重大工程，十八届五中全会将健康中国纳入"十三五"规划，上升到国家战略层面。2017年10月，党的十九大报告中明确提出实施健康中国战略，提出人民健康是民族昌盛和国家富强的重要标志，意味着这一战略有了更高的定位和要求。《"健康中国2030"规划纲要》则是今后一段时期推进健康中国建设的行动纲领。

2. 社会需求增强

第一，关注健康问题的人群逐渐增多。不同年龄阶段的人群均开始关注自身健康，传统的养生观念已经不再局限于中老年人。年轻人接受健康养生理念的比例明显上升，体现在近年来朋克养生、微养生等新兴养生在年轻人中的迅速流行。由于快节奏工作和生活所带来的压力，更多年轻人开始关注如何通过养生来减压。越来越多的年轻人开始关注食品营养和日常锻炼，希望通过健康的生活方式预防职业病，这为健康养生相关产品提供了广阔的消费群体基础。

第二，人们对于健康的定义和需求有所拓展。《2023中国健康生活趋势洞察报告》显示，中国人对健康愈来愈重视，健康意识越来越强。过去消费者更侧重于治疗已患疾病，但现在的关注点已从治疗转向预防，希望通过多种途径提前实施健康管理。因此功能性的保健品受到欢迎，如保肝产品、维生素、膳食补充剂等。消费者也不再局限于生理健康，将视野扩展到心理健康，希望缓解快节奏生活带来的焦虑、压力、睡眠困扰等问题。因此除传统的身体健康产品外，还出现了像芳香疗法、引导冥想等有助于精神放松的健康管理新模式。健康的内涵和外延都得到了拓展，为大健康产业的创新提供了更加多样的可能性。

第三，人们有对特定健康功能的追求。不同年龄段群体会优先关注不同的健康功能。例如，免疫力一直是广大消费者持续关注的健康关键词；中老年人则更关心心血管健康、骨质疏松等问题；对于婴幼儿来说，则需要关注婴幼儿抵抗力和成长营养。随着人们对个性化健康管理需求的提高，针对特定人群开发的定制化健康产品也成为创新热点。此外，肠胃健康、睡眠质量、口腔护理、体重管理等都成为大众高频关注的健康问题。可以预见，结合不同群体需求推出针对性强的定制化健康产品，或者以特定健康问题为卖点的产品，会是未来大健康产业的热点和创新方向。

3. 市场导向提供有利条件

当前，国家在政策上高度重视大健康产业的发展，形成了有利的市场导向。在《中华人民共和国国民经济和社会发展第十四个五年规划和2035年远景目标纲要》中，我国再次把加快发展现代产业体系，加快发展现代服务业，推动生活性服务业升级，加快发展健康、养老、文化等服务业提到重要地位，引导大健康产业向规模化、专业化、智能化和国际化方向发展，并为大健康产业提供广阔的市场空间。

第一，政府扶持健康服务产业链向多元化方向延伸。除重点支持康复医疗器械研发外，还鼓励发展养生旅游、护理、健身休闲等相关服务。这推动了服务模式从单一的医疗服务向康复护理、健康管理等多元领域拓展，带动更多附属配套服务的发展。

第二，政府大力支持中医药事业发展和中医药文化传播，发布了多项政策支持中医药传承创新，促进中医药海外传播，加快了中医药健康养生服务在国际市场的推广，提升了我国大健康产业的国际影响力和竞争力。

第三，政府鼓励采用市场化方式集聚健康服务资源，发展健康产业园区。如支持创建国家级中医药创新园区，打造中医药创新研发产业基地。这为大健康产业链上下游企业聚集提供了协同创新平台，将有力促进产业良性发展。

4. 技术驱动

大量新兴技术的应用为生命科技进步创造了巨大空间，也为大健康产业的未来发展带来了更多的可能性。国家大力支持应用人工智能、大数据等前沿技术拓展智慧健康产品。在大数据方面，政府先后出台了《国务院办公厅关于促进和规范健康医疗大数据应用发展的指导意见》《"十四五"全民健康信息化规划》等政策文件，以推动建立统一开放的健康医疗大数据平台，通过大数据分析支持公共卫生决策；在人工智能方面，支持开发可以辅助医生诊断的智能系统，以及可以让患者进行自我健康管理的智能软硬件。在这些政策推动下，移动健康咨询、智能穿戴设备等新兴服务应用层出不穷，健康管理服务也向更加精准化和个性化的方向发展。与此同时，国家也扶持新一代医学检测设备的研发应用，并支持研发便携式监测设备，这些举措进一步提升了疾病筛查和健康监测的效率与便利性，使得健康管理数据的采集更加精准。

与此同时，政府也大力支持利用 3D 打印、机器人等高新技术，来提升医疗服务和诊疗水平。例如鼓励在整形外科、骨科等利用 3D 打印技术为患者设计定制化的支架和修复模型，进行个性化的损伤修复治疗。或者采用 3D 生物打印技术，基于生物材料打印组织和细胞，用于新药研发中的药效试验。在手术过程中，引入机器人技术提高手术的精确度和效率。在康复护理环节，使用护理机器人为患者提供日常护理与辅助服务。

新技术在驱动和革新大健康产业服务模式方面发挥着重要作用，国家和各地政策也在持续推动技术成果向医疗健康领域转化，大健康产业相关企业可以充分利用这一发展契机，推出更智能化和个性化的健康管理产品，助力我国大健康事业的不断发展。

执笔人：张录法　杨光　徐召鹏

参考文献

［1］唐钧.大健康与大健康产业的概念、现状和前瞻——基于健康社会学的理论分析［J］.山东社会科学，2020（09）：81-87.

［2］黄惠勇.谈大健康产业创新发展模式［J］.湖南中医杂志，2017（03）：1-4.

［3］海青山，金亚菊.大健康概念的内涵和基本特征［J］.中医杂志，2017（13）：1085-1088.

［4］房红，张旭辉.康养产业：概念界定与理论构建［J］.四川轻化工大学学报（社会科学版），2020（04）：1-20.

［5］汤炎非.给健康产业发展找个"新标尺"［N］.健康报，2018-12-18.

［6］前瞻产业研究院.2018年我国大健康产业市场现状与发展趋势［R］.2018.

［7］金碚.关于大健康产业的若干经济学理论问题［J］.北京工业大学学报（社会科学版），2019（01）：1-7+84.

［8］田秀杰，王愉晶.全民健康导向下我国大健康产业发展水平测度与空间差异研究［J］.卫生经济研究，2023（08）：6-12.

［9］褚倩，于莹.大健康产业与经济社会发展耦合协调研究——基于中国2010—2020年面板数据的分析［J］.财会研究，2022（09）：68-76.

［10］王秀华.发展大健康产业 培育新的经济增长点［J］.法制与经济，2015（10）：120-122.

［11］潘为华，贺正楚，潘红玉，等.大健康产业的发展：产业链和产业体系构建的视角［J］.科学决策，2021（03）：36-61.

［12］黄华君，杜长珏，葛琦，等.大健康产业现状与发展趋势分析［J］.现代商业，2021（16）：46-48.

第二章
大健康产业高质量发展的总体趋势

　　总体上看，全球大健康产业高质量发展的趋势日益明显，主要体现在 3 个转变：一是体系上，从单一发展体系转变为融合发展体系。大健康产业已经从单一的医疗领域走向广泛的健康领域。通过大健康产业体系的构建，改变了传统的文、体、旅、医、食、住、养、护、康等多产业独立发展，将多元化的产业体系集聚到大健康框架内，并通过优化资源配置，形成"1+1>2"的系统深度融合发展格局，这种"健康 +""+ 健康"的框架格局符合现代产业发展的内在逻辑和规律。二是手段上，从传统手段转变为智慧化手段。利用数字化、智慧化赋能大健康产业，让大健康产业形成全球核心竞争力，成为国内外发展趋势。2022 年，国家卫生健康委等发布的《"十四五"全民健康信息化规划》明确提出，培育数字健康经济产业新业态。聚焦战略前沿推进重点领域数字健康产业发展，立足重大技术突破和重大发展需求，增强产业链关键环节竞争力，完善重点产业供应链体系，加速产品和服务迭代。三是形态上，从静态调整转变为动态开放。大健康领域的改革和开放已经成为世界各国发展的焦点之一。我国对大健康领域和产业的政策支持力度不断增加，以医疗改革为核心，相关产业规划不断出台，产业标准不断建立健全，产业导向性更加明确。同时，依托"一带一路"倡议，打造"健康丝绸之路"的目标更加明确。通过与全球接轨，提升大健康产业标准，深度融入全球大健康产业链，推进大健康产业的高质量发展。

一、全球大健康产业高质量发展的趋势

　　自 1999 年美国经济学家保罗·皮尔泽（Paul Pilzer）在《下一个兆亿》（*The Next Trillion*）一书中提出健康产业是下一个兆亿

产业的论述后，健康产业日益受到各国的高度重视。皮尔泽甚至认为，继蒸汽机引发的机械化时代以及后来的电气化时代、计算机时代和最近的信息网络时代之后，人类文明即将进入健康保健时代，因此健康产业也将成为全球关注的焦点。

随着人口老龄化、慢性病增多等社会问题的出现，传统的医疗服务已经无法满足人们对于健康的需求。大健康产业的出现，为人们提供了更多的健康选择，从单一的医疗向多元化、个性化的健康服务转变。同时，大健康产业也为经济增长提供了新的动力，成为各国政府关注的焦点。大健康产业一直是世界各国的重点发展产业，各国根据自身特点制定了符合市场需求和资源条件的发展路径，大健康产业高质量发展呈现出"五化"的特征，即需求高品质化、涉及领域广义化、产业融合化、应用高科技化、价值链标准化。

（一）需求高品质化

在全球范围内，人们对大健康产业的需求正在向更高质量和更高标准的方向发展，包括人口老龄化和全民健康消费升级两个方面。未来将呈现出从儿童到老人全年龄层细分化的全民健康需求，且呈更加广泛化、细分化的趋势，追求身体、心理、精神、社交、感情、环境等多维健康，进而催生大量的健康管理、养老服务以及细分的创新产品和消费场景。

在经历了非典疫情和新冠疫情之后，人们的深层次健康意识觉醒，全球对健康这一概念有了更高水平的认知和追求。除了治疗疾病之外，人们更加注重预防保健、养生保养、心理健康等方面的需求。同时，人们对大健康产品及服务的品质、安全性、个性化等方面也有更高的要求，这大大催生了多样化、差异化、定制化的健康产品及服务，大健康产业的规模不断扩大，产业结构日趋合理，产业地位不断提升，向满足不同层次、不同地区、不同年龄的立体化方向发展。

专栏 2-1：日本老龄化催生高品质大健康产业

由于日本是全球老龄化率最高、老龄化速度最快的国家之一，因此在长期应对老龄化的实践中，逐渐形成了社区养老、居家养老和机构养老 3 种模式，其中机构养老按照老年人类型和需求的不同，又分为特别养护老人院、养护老人院和低收费老人院等类型。日本的养老产业亦称老人福利产业、老龄产业、银色产业等，是以满足高层次生活、文化需求为目标，向老年人提供商品和服务的民间营利事业活动的总称，主要内容包括房地产、金融、家政服务、日用品、器械用品、文化生活服务以及其他相关产业等。日本政府对健康服务业监管很严，因为政府为支持该行业的发展投入了大量资金，同时也为了防止商业企业因牟取暴利而降低服务质量。

大阪的老年人口占比较高，健康产业的发展与老年人群密不可分。健康产业的重点发展方向是为人们提供更好的医疗保障和养老保障。大阪健康产业的医疗服务也在不断提高，特别是在老年人口日益增多的情况下，更加缺乏充足的医疗资源，因此，大阪的医疗服务和医疗机构也在不断发展和完善。随着社会对生活质量的重视，对医疗服务的品质要求也相应提高。大阪市政府积极推进医疗机构的数字化建设，提高医院和医生的诊疗水平，同时开设更多的儿童保健及成人健康检查诊所，加强全民基本公共卫生服务，提高民众的健康素养和自我保健意识。

　　资料来源：浙江省发改委课题组，《国内外健康产业发展之经验借鉴》。

　　全球大健康产业需求高质化是一个不可逆转的趋势，各国政府对于大健康产业的重视程度不断提高，政策扶持力度不断加大，同时企业需要积极应对这一趋势，不断提升自身的竞争力和创新能力，以满足消费者的需求并获得更大的发展空间。

　　（二）涉及领域广义化

　　大健康产业涉及领域广义化是指该产业所涵盖的领域越来越广泛。除了传统的医疗保健、康复等领域，大健康产业还涉及健康管理、健康食品、健康心理、健康环境等多个方面。随着人们对健康的重视程度和需求的不断提高，大健康产业的内涵和外延也在不断扩大。例如，健康管理服务已经从单一的医疗治疗扩展到涵盖预防、保健、康复等多个方面的综合服务，满足人们全生命周期的健康需求。同时，健康食品、健康心理、健康环境等领域也受到越来越多的关注，成为大健康产业的重要组成部分。大健康产业涉及领域广义化还受到政策推动的影响。各国政府逐步加大对大健康产业的投入，通过政策扶持、资金补贴等方式推动产业发展。

　　世界各国普遍把大健康产业作为新兴产业和重点发展产业之一，并根据自身的资源状况、市场需求趋势以及国情特点，制定了符合本国特点的发展模式和实施路径。总体上看，分为医疗健康辐射和优势产业融合两种模式，这是两种互为"反向"的模式。医疗健康辐射模式就是以传统的医疗健康为核心的发展路径，其代表是欧美发达国家。发达国家依托强大的医疗科研能力，向医药、医疗服务业等领域拓展，并延伸到医疗产业链体系。在此基础上，不断向养生、养老、保健、旅游、运动、金融等健康相关领域辐射，形成大健康全产业链体系。

优势产业融合模式的代表是印度、韩国等，医疗研发水平与欧美发达国家有一定差距，但有一定的优势产业和市场需求，其发展模式就是以优势产业为主导，与医疗健康领域相互融合，形成具有自身特色的大健康产业链。

（三）产业融合化

未来的健康产业将与文化、旅游、教育、保险、资本等深度融合。这种融合化的发展趋势在大健康产业中表现得尤其明显，包括医疗保健与营养保健的融合、医疗技术与信息技术的融合、医疗保健与休闲健身的融合、线上与线下的融合、产学研的融合、文旅康的融合等。

医疗保健与营养保健的融合：随着人们健康意识的提高，医疗保健和营养保健已经成为大健康产业的重要领域。人们越来越注重身体健康和营养均衡，希望通过科学的饮食和保健方式来保证身体健康。因此，医疗保健机构和营养保健机构之间的合作和融合将会成为一个重要的发展趋势。

医疗技术与信息技术的融合：随着信息技术和人工智能的发展，医疗领域正在逐步实现数字化和信息化。人工智能、大数据、云计算等新一代信息技术与医疗技术的融合，可以改善医疗服务的质量和效率，提高患者的满意度和健康水平。例如，通过人工智能技术对医疗数据的分析和处理，可以辅助医生进行诊断和治疗，提高医疗服务的精准度和效果。

医疗保健与休闲健身的融合：休闲健身已经成为现代人生活的重要组成部分，越来越多的人开始注重身体健康和运动健身。医疗保健机构和休闲健身机构之间的合作和融合，可以提供更加全面和个性化的健康服务和产品。例如，一些医疗机构提供康复性运动课程，帮助患者进行身体康复并预防疾病。

线上与线下的融合：大健康产业中的线上与线下融合也是未来发展的重要趋势。线上平台可以提供方便快捷的健康咨询服务，而线下实体机构则可以提供更加全面和个性化的健康服务和产品。这种融合可以提供更加便捷和高效的健康管理和服务，满足人们对于健康生活方式的多元化需求。

产学研的融合：在各国大健康产业的发展中，已经出现了不同产业融合的现象或趋势。例如，美国波士顿的医疗集聚，是政、产、学、研完美结合的典范。政府、企业、学校、科研的良性互动为波士顿地区健康医疗产业的快速发展提供了重要保障。

文旅康的融合：文旅康融合产业是具有高消费性和高成长性的新兴产业。文旅康产业将文化、旅游、康养结合在一起，关联产业多、涉及领域广、带动效应强，符合当前的大健康消费趋势，是拉动经济发展的重要抓手之一，已成为全球增长最快的新兴产业之一。

专栏 2-2：英国的大健康产学研体系

英国首都伦敦是英国乃至整个欧洲的生物技术与制药产业集聚区。在英国国家医疗服务体系覆盖下，伦敦有着丰富的医疗资源，拥有数量众多的世界级水平的健康医学研究机构，包括医学院校、医院和非营利性机构等。需要特别指出的是，在伦敦的生物技术产业集群中，活跃着一批商业和非商业的中介机构，为科研成果转化及技术转让提供支持。这些中介机构通过组织会议、举办课程、开展高校与产业界的交流活动、资助新创企业和研究项目等多种途径和方式，大大促进了产业集群中研究创新的开展和新企业的孵化。另外，伦敦大量的法律、金融、咨询和其他领域专业服务机构也丰富了生物医药产业集群的配套服务，成为其必要的组成部分。

资料来源：作者整理。

专栏 2-3：全球医疗旅游产业

美国联合市场研究（Allied Market Research）机构统计数据显示，全球医疗旅游产业从2000年不到100亿美元飙升至2017年的7000亿美元，成为全球增长最快的新兴产业。世界医疗旅游协会数据显示，未来全球医疗旅游产业将保持15%~25%的年均增速，旅游业增加值占全球GDP的11%，大健康产业增加值占全球GDP的12%，医疗与旅游两大产业的有机结合，将成为现代服务业的新亮点和重要的经济增长点。比如，新加坡政府将其国家定位为由临床医疗中心与经济医疗中心构成的国际医疗保健中心，积极引导医疗与旅游相结合，吸引国际患者，发展医疗旅游产业。2000年，新加坡创建的医疗体系被世界卫生组织列为亚洲最好的健康医疗体系。

资料来源：作者整理。

（四）应用高科技化

随着科技的快速发展，以及疫情的催化，整个大健康产业链与科技快速碰撞融合，迎来明显的重塑升级，并形成了新兴的商业化之路。一方面，全球科技巨头争相入局，不仅推动大健康产业商业模式创新实践，也为国民带来了更加便捷的医疗服务和体验。另一方面，高科技将会深度融入大健康领域，数字化、信息化等成果将成为大健康领域特别是医疗领域实现突破的内生动力。

数字化健康：运用健康信息技术和消费者健康信息资源等手段，助推运动、营养、生活习惯等健康要素向高品质化发展。

数字医疗：利用数字诊断、数字生物标记物、电子化临床结果评估技术等信息技术和人工智能手段，对医疗过程进行数字化管理和监测，以提高医疗服务的质量和效率。

远程医疗：利用互联网和通信技术，实现医生与患者之间的远程交流和诊断治疗。远程医疗不仅可以为患者提供更加便捷的医疗服务，还可以为医生提供更加广阔的医疗资源和发展机会。

智能医疗设备：利用人工智能和物联网等技术，实现医疗设备的智能化和自动化。智能医疗设备可以提高医疗服务的效率和质量，还可以为患者提供更加个性化和平民化的健康管理和服务。

生物技术应用：生命科学是当今世界发展最迅速、创新活力最强、影响最深远的科技创新领域之一，是大健康产业发展的基础和动力。生物技术应用是指利用生物学的原理和技术，开发新的药物和治疗手段。生物技术的应用可以改善医疗服务的质量和效果，还可以为医药企业带来更加广阔的市场和发展机会。

（五）价值链标准化

标准在产业链中的作用是作为产业质量技术基础，与产业链供应链紧密相连，不可割裂。完整的产业链供应链，必定是有标准覆盖完备、技术指标水平先进、上下游标准衔接有效的标准链。全球大健康产业正从零散产业逐渐结合形成产业链，再由不同产业链发展完善成为全产业链，这样的产业聚集趋势也势必重塑大健康产业的全价值链。因此，全球大健康产业的产业链标准化是一个长期而持续的过程，需要国际合作与协调，以及政府、企业和社会的共同努力。通过制定和执行统一的标准和规范，能够推动大健康产业的健康发展，提高人们的健康水平和生活质量。

大健康产业链标准化有 6 个关键点：一是产业范畴。要明确大健康产业标准化的定义和范围。大健康产业涉及医疗、保健、康复、养老等多个领域，因此标准化的工作需要涵盖这些领域，并确保各个领域的标准相互衔接。二是国际合作与一体化。全球大健康产业的标准化需要国际合作、协调与联动，并逐步形成一体化体系。各国可以共同制定国际标准，以确保不同国家的健康产业能够顺畅地进行交流和合作。三是技术标准。在大健康产业中，技术标准的制定尤为重要。这包括医疗设备的制造标准、药品的生产和检测标准、医疗服务的流程标准等。这些技术标准能够确保产品和服务的质量和安全性。四是数据标准化。随着数字健康的发展，数据标准化也变得越来越重要。制定统一的数据标准和规范，能够确保不同系统之间的数据互通和信息共享，提高数据处理和分析的效率。五是监管与合规。大健康产业的标准化还需要考虑监管和合规方面的要求。各国政府和国际组织应加强对大健康产业的监管力度，确保相关企业和机构遵守国际标准和规范。六是培训与教育。为了实现大健康产业的标准化，还需要加强培训和教育。通过培训和教育，提高从业人员对标准和规范的认识和理解，确保他们能够在实际工作中遵守和执行这些标准和规范。

二、中国大健康产业高质量发展的趋势

与发达国家相比，中国大健康产业规模仍然较小，但未来发展空间巨大。在消费升级、产业融合、科技创新、政策导向、国际化等因素的推动下，中国大健康产业将在规模上不断增加，结构上不断优化，业态上不断出新，路径上高效能发展，战略上地位凸显，国际上高标准接轨。

（一）消费升级将推动大健康市场规模不断增加

在经济高质量发展、居民收入水平提高、人口结构变迁、健康消费需求攀升等背景下，大健康产业需求结构升级催生了巨大的市场空间。

首先，居民收入水平和生活水平显著提升，物质基础和精神文明程度更高，对健康生活的品质需求更高。在强消费动力作用下，大健康产业逐步呈现出爆发性增长的态势。2020 年，健康产业的规模已经达到甚至超过了《关于促进健康服务业发展的若干意见》中设定的 8 万亿元。其中，根据《2020 年我国卫生健康事业发展统计公报》公布的数据，我国医疗卫生总支出占 GDP 的比例已达到 7.12%，相较于 2015 年的 6% 有了很大的进步，但相比世界发达国家，这个数据还处于落后地位（2019 年世界排名第 119 位）。《"健康中国 2030"规划纲要》明确提出，健康产业到 2030 年的规模要达到 16 万亿元，按照当前的发展趋势，极有可能会突破这一规模。

其次，随着人口结构变迁，庞大的老龄人口对健康的关注度和需求不断增长。《2022 年度国家老龄事业发展公报》显示，2022 年，我

国 60 周岁及以上人口达到了 28004 万人，占全国人口的 19.8%，其中 65 周岁及以上人口 20978 万人，占全国人口的 14.9%，已经远远超过联合国老龄化社会的传统标准（60 周岁及以上老人占总人口的 10%）。老年人大量增加带来巨大的健康需求，继而对健康资源的消耗也在快速增加，因此，大健康产业在市场规律的作用下自然也会随之进行自适应的调整。伴随着生活水平的提高以及国家政策对家庭医生、慢性病防治、健康生活等方面的支持，越来越多的老年人将主动参与健康管理。与老年人健康相关的包括疾病预防和治疗、健康监测和管理、养生和保健、临终关怀等领域，也将得到快速发展。

最后，人们的健康意识不断增强。随着城市化的推进，人们工作、生活节奏明显加快，亚健康逐步成为普遍现象，加上老龄人口的持续增加，慢性病规模化、低龄化的现象随之而来。我国患心血管病等慢性疾病的人数约 2.9 亿，其中有一半发生在 65 周岁以下人群。随着生活水平的提高，人们对亚健康、慢性病等更加重视，开始从以治疗为主向以预防保健为主的方向转变，这就必然带动医疗保健、健康服务等市场需求的快速增长。

总之，在大健康产业规模增加的同时，产业格局也将产生变化，突出的表现就是传统医疗卫生产业的占比将逐渐降低，健康管理、运动保健、预防服务、居家养老等健康产业的占比将逐步升高，市场机制及相应的标准体系也将逐步健全。

（二）产业融合将不断催生大健康新业态

我国经济逐步进入高质量发展的新常态时期，供给侧结构性改革持续推进，全国大市场的不断完善为释放大健康产业的内生动力、促进大健康产业链的延伸和辐射、形成大健康全产业链体系提供了全新的平台和环境。

近年来，国家出台了一系列政策鼓励通过产业融合推动大健康产业的发展，在支持社会资本和外资投入、医疗制度改革、养老服务等方面开展了大胆探索和创新。北戴河生命健康产业创新示范区、海南博鳌乐城医疗旅游先行区等率先成为国家大健康政策的先行示范区，国际健康城、养老社区、健康小镇等产业融合的新形态、新业态也在各地加紧布局。未来这些试点将逐步推广、复制。在产业融合化的趋势下，大健康新业态也将不断整合、升级、融合，形成新一轮的业态形式。

在新医疗改革不断深化的大趋势下，传统医疗服务产业链不断分解、升级和重组，民营医院、民营诊所、医生集团、第三方独立医疗服务机构、健康管理机构、互联网医疗等新业态不断涌现。在共享经济、互联网＋、分级诊疗等的催化下，多样化的健康服务需求推动传统健康业态升级，老年介护、母婴护理、运动康复、轻医疗服务、医美服务、康养服务、第三方医疗服务、社区健康管理、医疗旅游、健康商业、健康教育、健康O2O服务等新业态快速发展。

（三）科技创新将驱动大健康产业高效能发展

云计算、AI、5G、物联网、大数据、区块链等新一代信息技术的发展以及对产业的渗透和融合作用不断增强，为大健康产业提供了新的内生动力。同时，大健康产业在新技术的推动下发生着重大的改变。依托于互联网的发展，越来越多更加精密的医疗检测设备、植入治疗设备、医疗机器人、辅助康复装置、可穿戴设备等涌现，使患者健康信息的收集和处理更加专业、精准，也催生出保险、养生保健、运动保健、医疗保健、健康监管、家庭服务等一系列大健康相关的产业，推动中国的医学水平、健康管理水平达到一个全新的高度。

由于人口年龄结构变化以及现代人工作、生活习惯的改变，疾病谱正在发生着变化，医疗技术也在发生着变化，生物医药创新常以一波又一波潮流的形式涌现。从未来几年看，精准医疗、生物制药、创新医疗器械和生物制造等领域的创新创业将会持续活跃。在疾病诊断层面，以健康大数据为基础，医疗 AI、诊断机器人将发挥越来越重要的作用；在疾病治疗层面，靶向性药物、手术机器人、基因治疗、单谱微生物治疗、干细胞治疗等精准医疗手段将成为主流。

（四）政策导向将进一步确立大健康产业的战略地位

党的十八大以来，国家坚持把人民健康放在优先发展的战略地位，提出健康中国战略，并对发展大健康产业，保障人民健康作出具体部署。2016 年发布的《"健康中国 2030"规划纲要》，明确了中国大健康产业的发展路径和任务。其后，在一系列规划和政策中，对完善国民健康政策、加快发展健康产业、全面推进健康中国建设提出了具体的任务。近几年，大健康产业更是多领域重视的焦点。2022 年，我国在《"十四五"卫生健康标准化规划》《"十四五"公共服务规划》《"十四五"数字经济发展规划》《"十四五"全民健康信息化规划》等多个专项规划中，都提及大力发展大健康产业。在强有力的政策支持下，大健康产业呈现快速发展的态势。同时，大健康产业中的新赛道也在不断涌现，成为全民健康新的增长点。全国各地也纷纷抢抓大健康产业"蓝海"机会，积极投入大健康细分行业。

（五）国际化将带动大健康产业高标准发展

近年来，中国在全球公共卫生治理领域不断加强与世界各国的医疗合作、资源共享，开展了上海合作组织、金砖国家、亚太经合组织等多边机制下的卫生合作。2016 年 6 月 22 日，中国首次提出"健康丝绸之路"。其后，中国与世界卫生组织签署了《中华人民共和国政府和世界卫生组织关于"一带一路"卫生领域合作的谅解备忘录》，不仅为

"一带一路"提供了新合作领域，为完善全球公共卫生治理提供了新思路，而且对中国大健康产业融入全球产业链提供了新范式。在大健康国际化的过程中，中国不断与国际医疗市场接轨，与国际医疗标准接轨，将进一步促进中国医疗卫生领域技术水平的提升，中国传统医学也将在"一带一路"倡议推进中扩大其应用范围，进一步提升中国的国际影响力。

在"健康丝绸之路"引领下，中国大健康产业不断加快"走出去"步伐。中国医疗器械企业率先在共建"一带一路"沿线国家投资建厂，也将在生命组学技术与基因工程、精准医学与人工智能技术、新型检测与治疗技术等"智慧医疗"领域积极开展合作。

作为中国大健康产业"走出去"的重要标志，中医药在海内外的影响力不断提升，越来越多的国家和地区开始关注、研究和推广中医药，中医药蕴含的中国传统文化也不断得到全球民众的认可。中医药和数字化在"健康丝绸之路"中的应用，扩大了国际市场，为中国的大健康产业发展注入新的活力，中医药技艺、保健品的国际推广和市场拓展速度在快速提升。传统医药服务一直是"健康丝绸之路"建设的重点领域，也是凸显中国传统中医优势的重要项目。2016 年，国务院发布的《中医药发展战略规划纲要（2016—2030年）》指出：鼓励中医药企业走出去，加快打造全产业链服务的跨国公司和知名国际品牌。截至 2022 年 9 月，我国已建设了 31 个国家中医药服务出口基地，"十三五"时期中药类产品进出口贸易总额累计达 281.9 亿美元。在资源互通方面，我国已建设了 30 个较高质量的中医药海外中心和 56 个中医药国际合作基地，如中国 - 吉尔吉斯斯坦中医药中心、中国 - 哈萨克斯坦传统医学中心和中国 - 尼泊尔中医药中心等。相信借着大健康产业的发展势头，中医药产业也必将迎来高光时刻。

执笔人：宗传宏　周华平　吴一波

参考文献

［1］李欢，张城彬.国际大健康产业发展路径研究［J］.卫生经济研究，2021（03）：9-13.

［2］浙江省发改委课题组.国内外健康产业发展之经验借鉴［J］.浙江经济，2013（16）：28-31.

［3］阎逸，夏谊.发达国家健康产业发展经验及启示［N］.今日浙江，2015-07-26.

［4］胡雯.全球大健康产业迎来高速发展［J］.中国对外贸易.2023（03）：79-81.

［5］王巍，周威锋.生命健康产业的探索实践及启示［N］.宁波日报，2017-04-20.

［6］潘为华，贺正楚，潘红玉，等.大健康产业的发展：产业链和产业体系构建的视角［J］.科学决策，2021（03）：36-61.

［7］曾爱平.全球公共卫生治理合作：以中非共建"健康丝路"为视角［J］.西亚非洲，2021（01）：26-47.

［8］黄华君，杜长珏，葛琦，等.大健康产业现状与发展趋势分析［J］.现代商业，2021（16）：46-48.

［9］李冰."一带一路"卫生交流合作成果丰硕［N］.中国人口报，2017-05-15.

第 三 章
文旅康融合产业

当经济社会发展到一定水平时，文化、旅游和康养的融合发展成为必须要考虑的事务，也是推动文化产业、旅游产业和康养产业发展的必然选择。我国各地区在推动文化、旅游和康养融合发展方面，已经进行了很多有益探索并取得了一定的经验。然而，在实践中，对于如何进行深度融合以及融合的具体内容仍然缺乏清晰的认知，这成为限制文化、旅游和康养深度融合发展的制约因素。在新时代的背景下，人们对健康的关注逐渐增加，文化、旅游和康养领域的融合发展已经成为一种满足健康需求的全新模式和路径。

一、文旅康融合发展的概念和价值

（一）文化、旅游和康养的概念

1. 文化的概念

文化的概念非常复杂且不确定，在科学角度对这些定义进行粗略分类，可以涵盖教育、历史、人类学、生态学等多个领域，每个主要类别都可以进一步细分为各种不同的方面。因此人们很难就文化的明确定义达成共识。

根据《辞海》的解释，文化可被定义为一种广泛的概念，涵盖了人类社会的生活模式及其所衍生的价值观念体系。此定义揭示了文化作为人类社会进化过程中物质与精神财富累积的体现。对文化的理解可从 3 个核心维度展开：首先，物质文化，它指的是人类在生产活动和日常生活中所创造的各类物质实体；其次，制度文化，这涉及人际互动过程中形成的价值体系、伦理道德标准、社会习俗以及法律规范等；最后，精神文化，它反映了人类在自我实现和演化的过程中发展出的思维模式、宗教信仰和审美偏好等思想和观念。从更广泛的角度来看，文化可以被视为人类在思维和创新能力方面的集体成就，包括多种形式的社会意识形态，如自然科学、技术科学以及社会意识。对于文化的具体定义多种多样，不同维度的理解使得学术界难以达成一致的观点。

2. 旅游的概念

旅游的定义也有多种不同的范式。多种理论流派，如文化现象论、生活方式理论、时空距离分析以及综合关系论等，为旅游业提供了各自独特的解释框架和理解角度。这种多样性导致了旅游概念的模糊性。旅游可以被理解为一种离开常住地去探索和游览其他地方的行为。这个更宽泛的定义强调了旅游的基本特点，即为了寻求新的经验而短暂地改变地理位置。

3. 康养的概念

1959 年，美国医生邓恩（Halber Dunn）首创了康养一词，他将福祉和健身两个概念结合，创造出了康养这个新词。他认为，一个人的健康水平不仅取决于身体状况，还包括特定环境中的心理、精神状态和整体健康状态。因此，康养这一概念强调一个人整体的健康状态。这个综合性的观点强调了健康不仅仅涉及身体上的问题，还牵涉心理和社会方面的因素，为研究康养提供了一个多维度的视角。欧美许多国家随后广泛认可和采纳了这个概念。

2001 年，穆勒（Mueller）等学者根据康养的理念，给出了康养旅游的定义，即以康养目标为主导的旅游活动。康养旅游者常选择特定类型的酒店，以获得个性化的健康服务，比如健身、运动、冥想等。这个解释强调了康养旅游的主要特点，即将健康和旅游紧密结合，为旅客提供个性化的健康体验。强调健康和旅游相结合的理念，给康养旅游研究和实践提供了坚实的理论基础。

（二）文化、旅游和康养的融合

1. 文化和旅游的融合

改革开放以来，人们的生活水平大幅度提高，消费需求不断扩大，旅游已经成为人们日常生活的一部分。在当前背景下，我们面对着产业结构不均衡的挑战，旅游需求也发生了巨大的改变，人们越来越追求更高水平的旅游服务。通过加强产业融合，可以满足公众需求，使文化与旅游这两个领域之间的融合更加深入。我们需要更加积极地拥抱文化与旅游的融合发展，以满足不断变化的市场需求，推动旅游产业实现可持续发展。

2018 年 3 月，我国政府进行了一项重要的机构重组，将国家旅游局与文化部的职责整合，组建国家文化和旅游部。此举是国家层面对于文化和旅游产业发展方向的明确指引。将文化与旅游紧密结合，旨在促进中华文化及中国特色社会主义文化更广泛地传播和推广。

我国未来的文化与旅游产业发展必将不可避免地实现融合。党的十九届四中全会通过的《中共中央关于坚持和完善中国特色社会主义制度、推进国家治理体系和治理能力现代化若干重大问题的决定》明确提出了完善文化和旅游融合发展的要求，这是我国首次从国家体制建设战略高度对文化与旅游融合发展进行统筹谋划，为文化旅游融合发展提出了新目标，也带来了新机遇和新挑战。

文化和旅游天然就有融合和互动的潜力。文化对旅游动机的形成起着重要作用，而旅游的流动性则刺激了不同文化之间的互动。文化对旅游者的兴趣和动机有着重要的塑造作用，并在旅游过程中不断变化和丰富，从而推进了文化的传播和演变，这种互动关系十分复杂。旅游者的流动性有助于不同文化之间的交流和互动，推动了文化的融合与演变，促进了文化加速变迁。文化与旅游的融合在外观上呈现为彼此相互依存且互相推动的关系，具体呈现为推动旅游经济的文化引导和通过旅游来展示文化。文化与旅游融合的核心要义就是旅游者在参与文化旅游创造时的主动性。

2. 康养与旅游融合发展

康养旅游是将康养产业与旅游产业相结合而形成的一种综合产业。西方社会对康养旅游领域的相关研究相对于国内来说更早并且更深入。关于康养旅游的主要焦点可归纳为以下方面。从旅游目的的角度，穆勒在 2001 年将康养旅游界定为健康旅游的一个子类别。这种旅游形式的主要目标是利用各种康复技术和医疗方法，促进游客的身心健康和实现其放松的需求。康养旅游的定义主要关注游客的康养需求，即旨在满足他们的康养需求。此后，各个行业也纷纷投入康养旅游领域的研究与实践中。康养旅游领域的多元理论视角，为进一步研究和实践提供了广阔的空间。既往的研究都关注游客的需求，他们指出游客对康养旅游的偏好源于他们对身体、心理和精神健康状态的追求。当前人们认为康养旅游主要是在拥有良好自然环境和人文环境的地方，以保健为核心目的的短时间的旅游休闲活动。康养旅游被视为一种全面的旅游模式，它不仅涉及对身体健康、美丽和长寿的探索，而且涉及与社区互动和自然环境的紧密联系。

康养旅游在国内市场上属于新兴的旅游产业。我国的康养旅游虽然起步晚于其他国家，但发展速度却非常迅速。以四川省攀枝花市为例，该地区自 2012 年起便开始积极倡导和推进康养旅游的发展。

3. 文旅康融合

文旅康融合是一个综合多个方面、涉及多个领域的复杂理念，主要是指三者之间的深度融合和共同发展。文旅康融合指的是在文化、旅游的基础上，将康养元素与之融合，在优化整合文化和自然资源的基础上，提供旅游产品和服务，以健康养生和休闲体验为核心。文旅康融合强调创新利用文化和旅游资源，以及积极响应健康养生的需求。文旅康融合需要在多个层面上进行，如重新组合文化资源、创新设计旅游产品，以及提供满足健康养生需求的个性化服务。

这种融合方式不仅提高了旅游业的增值效果，推动了当地经济的发展，也满足了现代人追求健康生活的需求，并且在一定程度上促进了文化传承和生态保护。文旅康融合在满足游客需求的同时，还达到了可持续发展的目标，并提升了旅游目的地的吸引力。此外，将文化、旅游与康养结合起来，对于地方文化遗产的保护和传承，以及推动文化的多样性和繁荣都起到积极的作用。

文旅康融合是近年来国内提出的新概念，已经在实践中得到多次应用。学术界对于文化、旅游和康养融合的研究还比较少，而且没有达成统一的理论定义。大部分专家主要通过产业融合的视角来解释，即将康养产业与文化产业、旅游产业结合在一起。实现文旅康融合需要在各个领域、各个方面、各种渠道和不同视角上进行全面融合，以促进文化、旅游和康养的深层次融合叠加。一些学者认为，文旅康融合的含义是指一种以旅游为主要方式的度假和休闲生活方式，在这种方式中，独特的文化起着引领作用，健康养生成为支撑。这种解释强调了它的特殊作用，也为学术研究和实践带来了不同的视角和理解方式。

（三）文旅康融合的政策背景

在国家层面，文旅康融合发展受到政府的高度重视，并出台了一系列政策来支持其发展。

2018 年，《深化党和国家机构改革方案》对多个部门的职能进行了重组和调整，包括将国家旅游局与文化部职责整合，组建国家文化和旅游部。同时，国家层面还出台了《关于加强文物保护利用改革的若干意见》《关于促进健康服务业发展的若干意见》《关于加快发展养老服务业的若干意见》《"健康中国 2030"规划纲要》等，从顶层设计着手推动文旅康融合发展。另外，《"十四五"旅游业发展规划》提出将推动旅游业的高质量发展作为主题，同时强调深化旅游业供给侧结构性改革。此外，还有一系列的文件来支持文旅康的融合发展，包括《"十四五"推进农业农村现代化规划》《关于促进乡村民宿高质量发展的指导意见》等。

（四）文旅康融合的产业类型

文化、旅游与康养产业的融合发展呈现出多样化的趋势，这种多样性与消费者群体、相关产业、自然资源及地理特征的差异紧密相关。

从消费者群体的角度分析，这一现象可以细分为两个关键维度。首先，根据不同的生命阶段，即年龄段，人们在文旅康融合产业的需求和偏好上表现出显著差异，如妇孕婴幼康养、青少年康养、中老年康养等。其次，从健康状况的视角，消费者群体可以进一步划分为健康、亚健康和患病 3 个主要类别。在这种情况下，健康的人一般致力于保持身体健康，亚健康人群更关注康复治疗，而患病者则更加重视医疗护理。消费群体的需求对文旅康融合产业的发展起着重要作用。因此，文旅康融合产业的分类对制定针对不同消费群体的策略具有重要意义，有助于推动文旅康融合产业的持续发展。

在对文化、旅游与康养产业的关联产业进行分析时，可以基于康养产品与生产要素的投入差异，将其划分为康养农业、康养制造业和康养服务业 3 个主要门类。

康养农业旨在提供健康的农产品，涵盖了具有康养功效的原材料，如融合了林业、牧业、渔业等业态的产品。此外，农田观光、乡村休闲活动以及果蔬种植等领域也是康养农业的重要组成部分。康养制造业被定义为涉及生产与康养相关产品的行业，包括但不限于医疗设备、养老护理设施、便携式诊断工具、药品及辅助性医疗装置等。这个领域专注于设计各种有助于改善健康和康复问题的产品。康养服务业可按照不同领域进一步划分为健康服务、养老服务和养生服务。该服务范围旨在满足不同消费者群体的健康需求，包括提供医疗护理、康复疗养、养老护理、体育锻炼和心理健康咨询等各个方面的服务。

根据自然资源的不同类型也可以对文旅康融合产业进行分类，包括森林康养、海洋康养、温泉康养以及中医药康养等。以森林康养为例，这一类别侧重于利用森林的自然环境和优良空气质量，发展多样化的康养活动和服务。人们可以进行各种活动，例如森林游憩、疗养、养生、养老、运动、休闲度假等，这些活动让人们在大自然中得到身心的滋养。海洋康养的实施需要利用海上自然资源，如海水和沙滩，以及进行相关的产业活动。人们可以尽情享受康养带来的各种好处，如沙滩理疗，还可以在海边度假，体验多样化的海洋环境，获得康养的享受。温泉康养是基于温泉资源提供的一种服务，包括温泉度假和温泉理疗等。温泉水疗及其益处已经被大众广泛接纳，成为一种常见的康养方式。中医药康养的范围包括中草药、中医疗法以及传统中医等多种不同类型的内容。借助中医理念和技术，人们可以通过中医养生馆和中医药调理产品等来维护健康。

二、文旅康融合发展的模式及实施路径

（一）文旅康融合发展的模式

文化、旅游和健康养生的结合展现了明显的多样性和创新性，主要体现在多元化的融合方式和创新的实施方案上。例如，可以划分为

地域文化和康养旅游的结合，生态资源和康养旅游的结合，乡村振兴和康养旅游的结合。这3种模式是我国文旅康融合发展实践中较为常见的类型，都是较为典型的融合方式，在一定程度上体现了文旅康与当地特色资源的有机融合。

（二）文旅康融合发展的实施路径

三大产业的融合发展为未来打开了广阔的空间，具体的实施路径建议如下。

1. 打造特色品牌形象

品牌形象在旅游行业中起着非常关键的作用，它能够准确概括和展示目的地的核心特点和独特之处，对游客的决策产生至关重要的影响。好的旅游形象能够增加目的地的吸引力，因为它是地方特色的精髓和提炼。在文化、旅游和康养结合的背景下，我们需要深入挖掘本地区的文化特色和康养资源，创造出受游客欢迎的旅游形象，以吸引游客前来并建立品牌效应。

在构建品牌和形象时，关键在于运用创新和创意资源，同时寻找合适的时机将文化、旅游和康养这3个领域有效结合。这将帮助建立起文旅康的综合性品牌，增强市场竞争力。应该持续改善旅游景点形象，以吸引更多游客的兴趣和关注。

2. 精准把握客户需求

旅游产品的竞争力在很大程度上取决于是否能为不同的旅游者提供多样化和个性化的旅游体验，以满足不同的需求。现今社会，人们的生活节奏日渐加快，职场压力不断攀升，各种健康问题和亚健康状态的出现，使得人们对康养的需求越来越迫切。同时，人们康养需求的差异性，也为这个庞大而待挖掘的消费市场创造了机遇。

在推动文旅康融合产业的发展时，应当优先满足消费者的需求。需要将文旅康市场进行详细分类，并客观地分析不同市场和不同客户群体，深入了解目前不同消费者群体的真实需求，以便更准确地满足他们的需求。细分市场精准定位和需求匹配可以增强文旅康产品的竞争力，为消费者创造更具吸引力的消费体验。

3. 打造智慧文旅康

互联网通信技术在文旅康融合产业的转型和发展中发挥着关键作用，这得益于技术创新的推动。信息技术的发展不仅使物流管理、线上和线下销售等方面有更广泛和更深入的拓展，还增强了企业内外部沟通协调的效率，有效推动了文旅康融合产业的快速发展。

在未来的旅游产业中，随着人工智能和大数据等新一代信息技术的迅猛发展，将逐步实现智慧旅游的概念，目的是提高服务质量并更好地满足消费者的需求。实现旅游产品的智能化管理，关键在于建立有效的在线预订和评价系统、智能化服务系统、网络营销和产品推广体系。此外，实时监控和运营系统管理，也是实现智能化管理的重要手段。通过智慧旅游的推进，可以为游客提供更高质量的服务，促进旅游产业的创新发展。

4. 加快文旅康人才培养

人才团队对行业发展至关重要，员工的表现对游客的满意度和幸福感产生重要影响。有了高水平、高素质的复合型旅游人才，游客的满意度才能提升。在我国，文化、旅游与康养产业的专业人才培养目前仍处于初级阶段。由于行业和实践标准尚未完全明确，专业人才的缺乏成为制约行业发展的一个关键因素。因此，人才的发展是当务之急。

为应对文化、旅游与康养产业融合发展的需求，企业必须制定周密的策略，以吸引和培养高水平、专业化的文旅康专业团队。

在培养文旅康领域的专业人才方面，应当加强相关培训，并主动与科研机构和高等院校进行合作与交流，共同培育具备文旅康综合知识的复合型人才，以促进文旅康产业的进一步发展。此外，参考国内外的成功模式，建立一个完善的文旅康从业人员资格认证体系是有必要的。这应基于一个全面的培训和考核体系，以构建一支能够满足行业发展需求的专业人才队伍。

5. 深入挖掘文化内涵

对当地独特民族文化元素的深入挖掘，是推动当地文化、旅游与康养产业发展和实现互利共赢的关键策略。文化资源逐步整合进旅游和康养产业不仅丰富了这些产业的文化内涵，而且促进了产业的升级，从而增强了文旅康产业的吸引力。旅游与康养产业的发展，可以使一些可能在商业化浪潮中失去活力的文化资源得以重生，通过科学开发和利用，有助于实现文化的传承和保护。这种紧密结合促进了文旅康领域的共同进步。

6. 健全公共服务体系

尽管国家已发布了一些促进文化、旅游和康养产业融合发展的政策，但仍存在推动力不足和缺乏系统性指导的问题。目前，地方政府对于文化、旅游和康养产业的发展方向和目标有着不同的理解和认识，只有少数地区将这三者的融合发展视为产业发展的关键方向，这使得文旅康融合发展相对缓慢。

在文旅康融合发展进程中，各类公共服务体系在数量和质量方面都有所提升。但是，公共服务体系的整合还有相当大的提升空间。特别是需要建立长效机制，以更好地满足游客需求，并推动形成更为标准化的文旅康融合的公共服务体系，以实现资源配置的更好统筹规划。

只有各地注重对文化、旅游和康养产业进行顶层设计，并促进三者融合，才能更好地推动地方经济的发展。

三、文旅康融合发展的典型案例

（一）上饶茶文化与康养旅游的融合

上饶茶文化与康养旅游的融合是地方文化与康养旅游融合的典型代表。

上饶地区茶叶产地的分布，主要集中在山区，如三清山、大茅山、大鄣山等。这些地区独特的地理环境和气候条件为茶树的生长提供了有利条件，从而为茶叶的品质奠定了天然的基础。

上饶是一个有着悠久茶文化历史的地方，有各种不同类型的旅游产品，游客可以通过这些产品来更加全面地了解和体验茶文化。在这个地区，传统茶艺表演活动得到了广泛的推广。通过精彩的茶艺演示，游客对当地的茶文化能够产生更深入的了解。其他的商家还从茶文化中汲取灵感，创造了茶香鸭、茶香排骨、茶豆腐、茶饼等食品。这些食品让游客的旅游体验更丰富。

上饶的茶园非常多，这些资源为以茶文化为主题的休闲观光旅游开启了无限的可能性。上饶的茶园生态游和体验茶马古道等可使游客亲身感受独特的茶文化。通过参与各种茶文化体验活动，比如采摘茶叶和制作茶叶等，游客可以更加全面地了解茶文化。

茶文化和康养、旅游的结合不仅丰富了康养旅游的实质功能，也为其增添了文化内涵。

（二）桂林生态资源与康养旅游的融合

桂林巧妙地结合生态资源和康养旅游，创造出了一种新的旅游方式。桂林充分发展文旅康产业，将生态资源与康养旅游有机地结合起来，成为文旅康融合的典范。桂林作为一座著名的旅游城市，因其稳定的游客群体和独特的旅游景观而广受欢迎，因其壮丽的自然景色和深厚的文化底蕴而声名远扬，有着"桂林山水甲天下"之称。

近年来，桂林针对康养旅游发展出一种独具特色的文化体验模式，吸引了许多国内外的游客。桂林将自然美景与丰富的文化资源相结合，这种模式成功地创造出了一种独特的旅游体验。游客在欣赏美丽自然风光的同时，还可以积极参与各种文化活动，以便深刻了解这个地区的历史和传统。不仅是国内游客，还有众多外国游客被桂林的文化体验所吸引。

桂林充分利用其特殊的喀斯特地貌和天然风景，为游客提供了各种传统康养活动，如太极、瑜伽等，使游客能够在大自然的环境中获得身心合一的体验。桂林还将当地丰富的民族文化和历史资源巧妙地融入旅游体验中，游客可以欣赏到桂剧、舞蹈、民族音乐会等多样文化活动，从而深刻感受这里的文化底蕴。

桂林不仅提供了本地特色农产品制作而成的健康食品，还结合了健康饮食理念，为游客打造了独特的美食文化体验。这些健康食品包括桂林米粉、荔浦芋等，丰富了游客在桂林的旅游感受，让他们在欣赏自然美景时，也能品味到多样的文化和美食。文旅康模式的引入吸引了许多游客，并为桂林的旅游产业带来了新的生机。

（三）攀枝花三线建设文化与康养旅游的融合

位于中国西部的攀枝花地区具有典型的亚热带季风气候，拥有较多的日照和丰富的光热资源，该区域内河流众多。这样的气候和水资源条件促进了攀枝花植被的茂盛生长。因此，攀枝花凭借其独特的气候特征，成为国内热度较高的康养和文化旅游目的地。

1964—1980 年，我国政府在西南和西北地区实施了大规模的工业化战略，其中攀枝花成为这一战略的关键城市之一。这一时期被称为三线建设时期，它在一定程度上促进了较落后地区的经济增长和人才发展，并推动了多个产业的发展，缓解了当时中国东西部经济发展的不平衡状况。中华人民共和国国史学会三线建设研究分会于 2014 年重新评估了这一时期的历史意义，并将"艰苦创业、无私奉献、团结协作、勇于创新"作为三线建设的核心精神，这是对历史的重要解释和评估。

攀枝花是我国三线建设的重要节点，有着丰富的工业遗产，其中包括 100 余处具有历史和文化价值的遗址和场馆。这些继承物不仅彰显独特的文化特点，还具备重要的历史意义。

攀枝花还有其他重要的三线建设遗迹，比如攀枝花建设总指挥部（十三幢招待所）、大田会议会址等。因此，可以把攀枝花视为一个展示中国三线建设工业遗产的城市。

攀枝花在保护和利用三线工业遗产方面采取了创新的策略，经过精心改造，成功打造的富有"渡口记忆"文化特色的街区成为城市的重要会客中心，并成为全国首个展示三线建设文化的情景体验街区。此外，河门口文创小镇的建设旨在规划康养度假区、休闲运动区和影视基地，进一步提升攀枝花作为城市人文休闲旅游目的地的魅力。

攀枝花采取了一系列策略来促进旅游业和文化传承，其中包括设立三线建设纪念日，以纪念该城市在三线建设时期的重要历史时刻，并围绕这一主题举办了各种独具地方特色的旅游节庆活动。

执笔人：蒋锋 侯胜田

参考文献

［1］赵鸣，徐洪绕，郝一川.全域旅游视域下连云港文旅融合发展存在的问题及对策［J］.连云港师范高等专科学校学报，2020（03）：18–24.

［2］王经绫.民族地区文化和旅游融合发展影响要素的系统建构——基于71个民族县域文旅融合发展要素调查问卷的分析［J］.西南民族大学学报（人文社科版），2020（08）：24–30.

［3］马勇，童昀.从区域到场域：文化和旅游关系的再认识［J］.旅游学刊，2019（04）：7–9.

［4］傅才武.论文化和旅游融合的内在逻辑［J］.武汉大学学报（哲学社会科学版），2020（02）：89–100.

［5］王赵.国际旅游岛：海南要开好康养游这个"方子"［J］.今日海南，2009（12）：12.

［6］任宣羽.康养旅游：内涵解析与发展路径［J］.旅游学刊，2016（11）：1–4.

［7］谢春山，廉荣悦.康养旅游的基本理论及其产业优化研究［J］.广东农工商职业技术学院学报，2021（02）：11–16.

［8］庞楠.关于文旅康养融合的SWOT分析及对策建议——以湖南省资兴市为例［J］.文化产业，2020（36）：126–127.

［9］陈文烈，李娜，寿金杰.从"振兴乡村"到"乡村振兴"——基于青藏高原地区乡村可行能力建设的思考［J］.青海民族大学学报（社会科学版），2023（03）：28–39.

［10］柳娜.平凉布局文旅康养产业发展新格局［N］.平凉日报，2021–12–25.

［11］Dunn H. L.. High–level wellness for man and society［J］. American Journal of Public Health and the Nations Health，1959（06）：786–792.

［12］Mueller H.，Kaufmann E. L.. Wellness tourism：Market analysis of a special health tourism segment and implications for the hotel industry［J］. Journal of Vacation Marketing，2001（01）：5–17.

［13］Chen K.，Chang F.，Wu C.. Investigating the wellness tourism factors in hot spring hotel customer service［J］. International Journal of Contemporary Hospitality Management，2013

（07）：1092-1114.

　　［14］Heung V. C., Kucukusta D.. Wellness tourism in China: Resources, development and marketing ［J］. International Journal of Tourism Research, 2013（04）: 346-359.

　　［15］Olsen D. H.. Wellness and tourism: Mind, body, spirit, place ［J］. Tourism Management, 2011（02）: 462.

第 四 章
体卫融合产业

随着健康中国战略推向纵深，新时期医疗卫生体制改革的核心由疾病医治向疾病防治转换，全民健身与全民健康深度融合成为体育与卫生工作的重点，体育结合医疗卫生的健康促进新模式正在有序开展。从被动健康到主动健康成为一种人类健康的新理念、新模式、新体系，体卫融合的优势不仅体现在提高大众机体的健康水平和行动能力，延长健康时间，提高生活质量，而且通过运动提高大众心情愉悦感，促进心理健康，提升幸福指数。体卫融合成为实现健康关口前移的重要着力点，推动体卫融合、促进全民健康成为具有现实关怀、政策期待的研究命题。

一、从体医结合到体卫融合的简要回顾

体卫融合是由政府主导，在社会各方面共同努力、共同参与下，发挥体育在科学健身、疾病预防、治疗、康复等领域的作用，共同服务于百姓健康，最终实现防控疾病发生与发展、降低医疗费用、提高生命质量的目标。

就概念而言，体卫融合经历了从体医结合、医体结合，再到体医融合、体卫融合的不同发展阶段，是一个从"结合"到"融合"的过程。体医融合中的"体"，一般认为是指体育及身体锻炼；"医"的概念通俗来说是指医疗。有研究者认为体医融合中的"医"应包含中医和西医两者的预防、治疗和康复体系，具体包括医疗技术、资源、话语权、政策法规、相关制度和医疗部门及衍生的医疗健康产业和健康服务业等。

从体医结合到体医融合。有学者认为，体医融合是体育与医疗的交叉和融合，其目的是在疾病防治、体质增强和监控维护等健康服务

领域，大力推进体育与医疗卫生两大行政管理系统的深度配合与补充，发挥体育在预防、治疗和康复"三位一体"的健康链条中的特殊作用。有学者提出体医结合联动管理机制的模式，认为卫生和体育两个管理部门要共同参与和协商，努力使城市居民，特别是慢性病人群更多地享受到包含体育运动在内的一种健康生活方式。体医融合在健康管理中是一种新模式，在疾病防治康复过程中是一种有效的辅助手段，其作用是预防和控制疾病的发生与发展，降低医疗费用，提高生命质量。体医融合是指体育和医学两大学科知识体系在更广范围、更高层次、更深程度上相互渗透、互为一体的过程，本质是探索一条运动促进健康之路，最终目的是解决关系我国国民健康的问题，实现健康中国、体育强国的战略目标。还有学者认为，体医融合是指体育和医疗系统通过项目和活动进行资源链接，以健康指导与运动处方为载体，共同实现对部分慢性病管理与康复治疗的健康促进模式。由上述可见，体医融合的概念和内涵在不断发展，目前学界尚无统一的标准定义。

由于医疗和处方需要医疗资质，体育专业人士不具备处方权，因此，在推动全民健身与全民健康深度融合的过程中，体医融合逐渐被体卫融合取代。目前，关于体卫融合的定义，一般认为是指体育和医疗与卫生系统以主动健康为协同治理目标，通过项目和活动进行资源链接，以卫生预防、健康促进、健身指导、运动干预为实施内容，协同实现对全周期全人群疾病预防、健康管理、保健康复的健康促进新模式。

体卫融合的具体内容，可以概括为3个方面。一是在"运动是良医"行动计划的指导下，在基本医疗卫生和公共卫生服务体系中纳入科学健身这种"良医"，在医院运动医学科、康复医学科中融入更多体育元素。二是在大健康和主动健康的理念下，更好地发挥体育和医疗在健康促进领域"1+1 >2"的效果。科学健身从基础理论到实践方法，与卫生预防和中西医结合技术相互补充，在预防保健、提升健康素养、增强体质、均衡营养、慢性疾病辅助治疗、心理调适健康促进的各个环节，发挥各自优势。三是以实现关口前移的主动健康生活方式为目的，加强"家、校、社"三方联动，从躯体健康、心理健康、道德健康、社会适应 4 个维度促进全民健康。

体医融合、体卫融合相关国家政策。2016 年，《"健康中国 2030"规划纲要》中指出加强体医融合和非医疗健康干预。2017 年，《中国防治慢性病中长期规划（2017—2025 年）》提出，促进体医融合，在有条件的机构开设运动指导门诊，提供运动健康服务。在社会老龄化、慢性疾病问题严重，医疗卫生资源与人民日益增长的健康需求之间不平衡不充分的现实矛盾突出等背景下，国家出台了多项体育与医疗卫生融合的相关政策。《关于加快发展体育产业促进体育消费的若干意见》强调发挥体育锻炼在疾病防治以及健康促进等方面的积极作用。2017 年国家卫生计生委办公厅、体育总局办公厅、全国总工会办公厅、共青团中央办公厅和全国妇联办公厅共同制定了《全民健康生活方式行动方案（2017—2025 年）》，要求在有条件的机构开设运动指导门诊，提供运动健康服务。《中华人民共和国国民经济和社会发展第十四个五年规划和 2035 年远景目标纲要》提出，推动健康关口前移，深化体教融合、体卫融合、体旅融合。2022 年，《关于构建更高水平的全民健身公共服务体系的意见》明确深化体卫融合、健全全民健身组织网络、建立体卫融合重点实验室，体现了体育与健康从应用到机制探讨的层层深入。

体卫融合模式的主要价值体现在以下 4 个方面。

一是健康的主动性。2018 年，科技部发布国家重点研发计划"主动健康和老龄化科技应对"重点专项，提出以主动健康为导向，以健康失衡状态的动态辨识、健康风险评估与健康自主管理为主攻方向，重点突破人体健康状态量化分层、健康信息的连续动态采集、个性化健身技术等难点和瓶颈问题，为促进健康保障转型升级、加快培育新型健康产业提供积极的科技支撑。从大健康、大卫生的角度，体卫融合强调将体育科学与现代临床医学相互融合，加强预防为主和运动健康服务，强化个体面对疾病和健康状态的主动性，以科学健身、运动干预、增强体质为手段，通过主动发现、科学评估、积极调整、健康促进等措施积极应对健康风险状态，进而拥有健康完美的生活品质和良好的社会适应能力。

二是健康的全周期性。体卫融合模式伴随着人类生命的各个阶段，贯穿于一天（早晚）、一年（四季）及人的一生（婴儿到老年）等周期，既覆盖不同性别、年龄及不同程度身体健康状况的各类人群，又要考虑气候、环境、身体等因素对健康的影响。体卫融合模式是在遵循人体科学、医学、中医保健和体育锻炼规律的基础上，因时、因地、因健康需求目的不同，针对性地为大众提供健康指导服务。

三是健康的全过程性。体卫融合强调系统连续化的服务，从疾病的预防、临床治疗到康复等各个环节，科学运动与医疗手段相互联系、相互渗透。还包含服务于以治病为中心转变为以人民的健康为中心的全要素，以及从亚健康、临床前期、临床治疗和术后康复的健康全过程。

四是健康的全面性。健康不仅是个人的健康，也包括人与人之间关系的融洽、社会建设的和谐稳定。体育活动具有广泛的社会性。体卫融合下的健康不仅仅是治病救人，全面性理念强调的是一种大健康观，涵盖身体、心理、道德、社交各个方面的共同健康，这种理念能够形成社会普遍的共识和标准。

二、体卫融合发展的模式及实施路径

体卫融合强调关口前移式主动健康的引导，着重于体育与"医疗＋卫生"部门协同配合。在主动健康理念下，越来越多的人开始重视体育运动对于疾病防治、健康促进和延长寿命的重要作用，深刻认识到从被动治疗转向主动健康的重要性。体卫融合的本质是从资源和技术层面将体育运动与卫生健康进行整合，运用运动和医疗相结合的方式，形成运动促进健康新模式，发挥科学健身在健康促进、慢性病预防和康复等方面的积极作用。体卫融合的外延扩大到全人群全周期的健康促进，包括运动处方制定、科学健身指导、体质测试、慢性病管理、康复治疗、服务站点建设等，还涉及预防保健、健康教育、突发传染性疾病防控、传统食养与体育健身融合、睡眠障碍、成瘾行为、学校卫生协管等内容。

以运动处方为载体进行慢性病健康管理。如国家体育总局运动医学研究所体育医院、北京大学人民医院、北京市海淀医院、中国医学科学院阜外医院、北京友谊医院、中国人民解放军总医院等6家医疗机构，先后开设了运动处方门诊或与运动处方密切相关的门诊，都体现出了体卫融合模式，且各具特色，日常门诊业务繁忙，具有较好的患者口碑和社会认可度。上海市杨浦区市东医院内分泌科门诊由市东医院内分泌科和上海体育大学合作，与社区（运动）健康师团队共同提供服务，试点开设糖尿病运动健康门诊，为"糖友"们开设个性化的运动处方。

体卫融合养老服务助力健康老龄化。体卫融合养老服务是在健康老龄化和大健康产业快速发展背景下的新型养老服务模式，其服务供给主体包括政府、社会组织、企业及个人，主体的社会化对应着服务的多样化，因而能够满足多元化的服务需求，不论是居家养老、社区养老还是机构养老，都可以实现体育、医疗卫生和养老的良好互动和支持，满足老年人生理、心理、精神、社会等各方面的需求，提高老年人生活质量。社区体养融合的运动促进健康模式主要包括老年人的体育参与、体育康养、健康管理在内的三重内涵，有养内设体和养融入体两种类型，具有多元主体跨界整合、服务对象划分细致、以老年人健康管理为导向的主要特征。如上海市社区体养融合运动促进健康模式主要有两种类型：一是以长者运动健康之家为代表的尚体乐活模式；二是以社区日间服务中心为代表的体育康养模式。

鉴于我国儿童青少年体质下滑，尤其是新冠疫情后焦虑、抑郁等心理健康问题不断增多，可以说因缺乏健康认知和技能而引发的身心健康问题，已引起社会广泛关注。应智慧赋能，以体育心，促进学生身心健康、全面发展，培养坚韧不拔、愈挫愈勇的体育精神，体育正在成为学校心理健康教育的重要组成部分。

三、体卫融合发展的典型案例

（一）国内体卫融合发展案例

1. 立足于社区的长者运动健康之家和智慧健康驿站

"体育＋民政"的长者运动健康之家。长者运动健康之家是上海体育系统和民政系统携手打造的面向社区老年人的多功能健身场所，为老年人提供"一站式"运动康养服务。该项目旨在探索老龄化背景下如何提升老年人生活品质和生命质量，使其从"活得久"迈向"活得好"。它整合了体育、养老、卫生健康等公共服务资源，提供体质测试、基础健康检测、科学健身指导、慢性病运动干预、运动康复训练、健康知识普及和休闲社交等服务。2021年，首批长者运动健康之家在上海市徐汇区康健街道揭牌。长者运动健康之家项目以嵌入社区公共服务场所为主，包括社区养老、体育等公共空间，运营模式以委托第三方运营、街镇运营为主。长者运动健康之家除了提供器材使用指导、健康咨询、体测报告解读等基础服务外，更加关注科学运动对老年人健康的促进作用。数据显示，近九成的老年人提高了运动健康素养，对科学运动干预慢性病的重要性有了更深刻的认识。同时，为了促进智慧养老，运动健康数字化平台已经初见成效。数字化平台根据老年人的健康状况，进行运动风险筛查，建立基础健康档案，在分析测试结果的基础上自动生成运动处方。同时，该项目注重老年人社交需求，提供了家庭式的氛围，有效缓解老年人的情感孤独问题。上海市政府已将建设长者运动健康之家列入为民办实事项目。长者运动健康之家在未来将继续作为上海促进健康老龄化的重要举措，在健康上海行动中发挥积极作用。

"体育＋卫生健康委"的社区智慧健康驿站。作为社区健康服务的重要载体，智慧健康驿站是由上海市卫生健康委和上海市体育局整合各自优势资源，对居民进行健康自检自测、自评自管并提供针对性健康指导的场所。从已建成的智慧健康驿站位置看，有设置在居民小区内的，也有布点在产业园区、综合为老服务中心、市民体育活动中心、企业楼宇中的，贴近居民，形态多样。在服务内容上，居民可前往就近的智慧健康驿站，凭身份证、社保卡（医保卡）进行智能身份识别，自动新建或调用居民健康账户，在智慧健康驿站内，居民可自主选择获得11项自助健康检测、11项自助体质检测和15项健康量表自评服务。在资源对接上，有需求的居民可获得家庭医生在线签约、建立健康档案、查询诊疗记录、优先预约挂号等服务，各社区卫生服务中心家庭医生、体育指导员等定期进驻驿站，居民可获得针对性健康干预与运动指导。

2. 基于医院运动医学科的运动处方门诊

复旦大学附属华山医院运动医学科为居民开具运动处方。2023 年 12 月 16 日，复旦大学附属华山医院成立了上海市医体融合运动促进健康创新中心。该中心利用华山医院运动医学科的学科优势和特长，调动社会多方力量积极参与，围绕"运动促进健康"主题，建立贯穿全生命周期的运动健康管理及科普教育体系，为不同年龄段人群提供相应的运动与健康科学指导，全面普及运动健康知识，提升市民主动健康意识；通过引入运动处方，促进职工健身科学化、规范化、精准化、个性化，营造注重运动健康氛围。

山东体育学院与日照市中心医院合作共建山东体育学院附属运动医学中心，为不同人群量身打造健康运动方案，构建全生命周期的健康管理体系，打造日照特色的体卫融合路径。一是把运动处方作为重要抓手，专科医生和运动顾问团队联手打造科学运动处方。二是将慢性病管理作为重点任务，融合中医治未病优势，融入了运动预防疾病的概念，达到慢性病防治、促进健康的目的。三是构建全生命周期的健康管理体系，着眼全民健康，其健康管理对象包括孕产妇、婴幼儿、青少年和中老年人，目前已经在学校开展"足弓形态"和"脊柱健康"筛查活动，对于足弓异常和脊柱侧弯者进行矫正治疗，全面提升学生健康水平。

苏州市立医院与苏州市体育科学研究所联合开设医学运动体质评估中心，在三级综合医院设立科学健身指导门诊，指导市民解决健身中遇到的各类问题，为高血压、糖尿病、高血脂等慢性病人群提供运动干预方案，除了语言、药物和手术刀，运动处方已成为医生诊疗的"第四件宝"。

江苏省依托南京体育学院建设国家级运动处方师培训基地，以运动处方为抓手打造体卫融合特色门诊区，以运动促进健康中心、运动康复中心、运动医学科"三中心"融合为基础，推出"体育＋健康管理""体育＋康复""体育＋骨伤""体育＋中医"系列项目，为各基层慢性病运动健康干预试点工作人员提供运动处方师培训。截至 2023 年底，已有 1400 多人获得运动处方师资格。

3. 企业牵头的体卫融合案例

云南腾冲利用"温泉＋"资源发展体卫康养产业。云南温泉资源丰富，其中腾冲的大小温泉有 80 余处。在国家建设健康中国以及云南着力打造世界一流健康生活目的地的大背景下，云南高原温泉康养产业创新研究院于 2022 年 8 月 12 日正式成立。该研究院致力于打造我国温泉康养领域具有国际水准和国际创新合作鲜明特质的新型研发机构，推进温泉康养与大健康产业进一步融合发展，推动产业转型升级。研究院目前正在开展两个项目，一是"温泉＋医疗"，主要是针对脑卒中、关节炎、乳腺癌等疾病的康复训练，以及"温泉＋减肥训练"的瘦身计划；二是"温泉＋运动员高原训练"，主要是针对职业运动员的康复和体能训练。研究院正在致力于绘制云南温泉地图，积累"温泉＋运动"大数据，制定我国温泉康复标准，推动云南和全国的温泉转型，充分发挥温泉独特的医疗价值。

体卫融合提升职业人群健康水平。近年来，上海市体育局会同市卫生健康委员会、市财政局、市人力资源和社会保障局等部门出台了系列文件，将加强体卫融合和非医疗健康干预作为重要举措，纳入健康上海和全民健身公共服务体系，加强体卫融合服务机构建设，构建覆盖全人群、全地域、全生命周期的运动促进健康新模式，设立为职业人群量身定制健康解决方案的企业。2022 年 12 月，上海市体育局、上海市卫生健康委员会联合发起成立上海市运动促进健康专家委员会，并设立职业人群运动促进健康分会，由企业牵头为员工提供针对性解决方案，在企业中推广体卫融合和"运动是良医"的理念。该项目已覆盖 1500 余家大中型企业，累计服务员工 900 余万人次，并于 2024 年"三八"国际妇女节发布 100 多名高知女性健康数据的分析报告，为调整生活方式、增加体力活动、改善女性身心健康提供了客观依据。

以上海体育大学为依托的运动促进健康服务机构。2014 年，上海体育大学的校友成立尚体健康科技（上海）有限公司，联合上海体育大学、复旦大学附属华山医院等单位，从事慢性病运动干预、运动促进健康领域的产品研发。2021 年，尚体健康科技（上海）有限公司成立运动处方实验室，不断将研究成果转化为慢性病运动干预适宜技术，在社区、养老院、医院等场所应用与推广。经过多年的实践探索，尚体健康科技（上海）有限公司体卫融合模式已逐渐形成多个专项化服务板块，包括运动促进老年人健康的"乐活空间"、针对残疾人士自强健身的"白杏康健"以及面向中青年人群的"五氧健身"等连锁品牌。

（二）国外体卫融合发展案例

以美国、英国和日本等为代表的发达国家关于体卫融合服务模式的探索起步较早，已积累了丰富的经验与成果。

1. 美国"运动是良医"行动计划

美国的福利型社会提升了人民的生活质量，但也带来了健康隐患，因运动不足引起的健康危机成为重大社会问题。从 1960 年到 1978 年的不足 20 年内，美国医疗费用从 270 亿美元迅速上涨到 1920 亿美元，但同时期慢性病患病率却达到高峰。面对医疗费用负担和慢性疾病威胁，美国从战略高度部署体卫融合治理框架，积极探索体卫融合的治理实践。从 1980 年开始，美国卫生与公共服务部牵头，协同社区中心、民间组织和研究机构，每隔 10 年颁布一次新的"健康公民"计划，把运动作为健康促进的重要方式进行推广，以运动为代表的非医疗手段与卫生医疗手段融合的健康策略在国民健康促进方面发挥了关键性作用。2007 年，美国运动医学会和美国医学协会共同倡导并发起"运动是良医"行动计划，成为美国体卫融合模式的典型案例。其基于运动比任何单一药物都具有更多健康收益的认识，倡导医生将运动处方作为一线治疗手段，并明确提出运动是良医。该活动的最初目标是使体育锻炼成为美国医疗保健措施的标准组成部分。"运动是良医"行动计划推广与倡议的主要对象是工作在一线的医生，他们能够接触到最大范围的就诊人群，并且有充分的机会通过运动评估与简易咨询鼓励人们进行运动。"运动是良医"行动计划的目标包括：①医生或运动专家在每次门诊服务中都要评估每位患者的身体活动水平，并将运动情况作为一项生命体征记入电子病历；②确定患者是否达到了身体活动指南建议的身体活动水平；③提供咨询、建议或书面运动处方以帮助患者达到指南建议的活动水平，或推荐患者去相关机构获得更多的身体活动指导。为了实践操作的便利性，评估材料仅为包含身体活动的强度和时间两大问题的问卷，完成时间在一分钟以内，其有效性也得到患者实际应用的检验。

2. 英国锻炼转介制度

2004—2011 年，英国卫生部陆续发布了《至少五个星期》（*At least*

Five Week）、《保持运动，保持健康》（*Be Active，Be Health*）、《积极运动，保持活跃》（*Start Active，Stay Active*）等文件，详细阐述身体活动与健康的关系及其增进健康的效果，并明确了国家医疗服务系统中基础医疗卫生服务应对促进身体活动起到区域性的领导作用。文件强调基础医疗服务专业人员能够对增加身体活动起到重要影响。英国卫生部制定了身体活动测评问卷，用以确定成年人身体活动水平以及是否需要干预。锻炼转介制度是英国体卫融合模式的特色。具体而言，对于身体活动不足者，由全科医生提供健康咨询辅导、运动处方等方面的建议，或者推荐转诊到专门的运动健康服务中心进行康复。对于慢性病患者，首先由基础医疗卫生服务临床医生对其进行诊断，根据评估结果转到相应的运动健康指导部门，再由全科医生和体育健身指导员联合制订个性化运动方案，在专业管理人员的监督下实施运动干预。运动健康服务中心一般设在社区休闲中心或健身房等公共场所，运动康复中也经常纳入一些日常体力活动，如健步走、骑行和园艺活动等。英国卫生部专门出台了关于锻炼转介制度的国家质量保证框架，在医疗卫生和体育运动两大社会领域之间建立了有效联系。英国系列研究表明，国家锻炼转介制度使参加者节约了医疗开支，具有明显的收益。

3. 日本针对不同人群的多元并举模式

日本 1970 年进入老龄化社会，是世界上最早进入老龄化社会的国家之一。为有效应对人口老龄化带来的挑战，日本制定并实施体卫融合健康促进战略，达到了预期目标，2019 年日本人均预期寿命达到 83.9 岁，位居世界第一。其体卫融合促进健康的经验对我国具有直接的借鉴意义。根据健康促进的目标、不同的人群特点和资费类型，日本体卫融合健康促进模式分为福利型、整合医疗型和商业型 3 类。

一是福利型模式。该模式主要由政府依托社区综合俱乐部，以运动健康指导员为抓手，为居民提供定点医疗、健康咨询、运动参与等服务，具有公益性、志愿性和便捷性等特点，日本在 1988 年启动该体卫融合模式，通过在社区成立健康运动俱乐部，配备全科医生和健康运动指导员，为居民提供免费的健康指导服务，已涵盖 70% 以上的日本居民。

二是整合医疗型模式。其做法是将包括健康促进、疾病预防、治疗和运动康复等在内的各种医疗服务进行整合，为患者提供全生命周期的连续性服务。1985 年日本厚生劳动省根据地理、人口、交通等因素建立了三级医疗圈，尝试将体卫融合嵌入各级医疗圈。一级医疗圈主要承担常见病的诊治，提供基本的运动处方服务；二级医疗圈的医疗支援医院常由家庭医生、护士、药师、营养师和运动专家等组成，专科医生也可以参与进来，为患者提供集医疗、康复和保健于一体的住院服务；三级医疗圈主要是特定功能医院，为患者提供更为专业的医疗服务，并构建了家庭医生支援制度，形成从预防到早期发现、早期治疗和康复在内的体卫融合保健体系。在费用支付方面，患者初诊 70% 以上的费用由医疗保险报销。

三是商业型模式。该模式指企业以盈利为目的而开展的体卫融合健康促进服务，具体包含私营康复医院、疗养中心、养老院和健康中心等。商业型体卫融合健康促进模式起源于 21 世纪初，面对庞大的老年人健身需求，许多商业公司开始将大量的资金投入体卫融合健康促进领域，涌现了一大批老年人体卫融合健康促进服务品牌。和前两种模式相比，该模式下的患者可以享受更好的健康服务，但需要支付更多的费用。

这 3 种体卫融合健康促进模式各有特色，且具有较好的互补性，可以满足各种阶层的多样化、个性化的健康需求。其中福利型更为便捷，侧重于增强体质和疾病预防，但专业性不强；整合医疗型可以提供医养体服务，各级医疗体系间也具有良好的连贯性，但更强调康复和治病；商业型可以提供多元化和个性化服务，相应的医疗费用较高，适合具备一定经济实力的群体。

体卫融合国际经验对我国有以下两点启示：（1）做好顶层设计，重视协同治理。无论是美国、英国的体卫融合健康促进模式，还是日本的综合健康管理方案，其成功的前提都是由政府牵头的顶层设计，而分工合作的多元主体协同推进则是保证。（2）构建体卫融合多元服务平台。政府、社会组织、企业机构共同构建多元的体卫融合服务平台；充分发挥政府的主导作用，社会组织及研究机构的协助作用以及体育运动和医疗卫生行业的联动作用。

执笔人：王会儒　王秀强

参考文献

［1］陈小青，陈伯梅，胡国彬，等.基于社区卫生服务的体医融合模式探讨［J］.中医药管理杂志，2021（11）：208–210.

［2］仇军.体医融合研究的问题导向与现实关切［J］.天津体育学院学报，2021（05）：534–540.

［3］石甜甜.日本少子老龄化的社会影响、政策演进及启示［J］.江西社会科学，2020（08）：221–230.

［4］刘新华.日本体力监测系统的建立与实施［J］.体育科学，2005（10）：47–52.

［5］张莹.日本医疗机构双向转诊补偿制度的经验与启示［J］.中国卫生经济，2013（04）：93–94.

［6］邓世康，王培刚.上升为国家战略的健康促进：日本的经验（2000—2021）［J］.中国行政管理，2023（01）：139-148.

［7］HARPER A. E.. "Healthy people"：Critique of the nutrition segments of the Surgeon General's report on health promotion and disease prevention［J］. Am J Clin Nutr.1980（07）：1703-1712.

［8］Edwards R. T., Linck P., Hounsome N., et al. Cost-effectiveness of a national exercise referral programme for primary care patients in Wales：Results of a randomized controlled trial［J］. BMC Public Health. 2013（13）：1021.

［9］GBD 2019 Demographics Collaborators.Global age-sex-specific fertility, mortality, healthy life expectancy（HALE）, and population estimates in 204 countries and territories, 1950—2019：A comprehensive demographic analysis for the Global Burden of Disease Study 2019［J］. Lancet，2020（10258）：1160-1203.

［10］P. Puska, et al. The Norh Karelia Project：20-year results and experiences［M］. Helsinki University Printing House. 1995：359-363.

［11］P. Puska. Successful prevention of non-communicable diseases：25-year experiences with North Karelia Project in Finland［J］. Public Health Medicine. 2002（01）：5-7.

第五章
医养融合产业

我国目前老龄化程度越来越高，这对我国养老体系提出了新的挑战。在这一背景下，医养融合有效链接医疗服务、护理服务与养老服务，是有望打破医疗资源与养老资源双轨并行局面的有效手段，也是有力整合医疗资源与养老资源的新型养老模式。

一、医养融合发展的概念和价值

（一）医养融合发展的背景

民政部、全国老龄办发布的《2022年度国家老龄事业发展公报》显示，截至2022年末，全国60周岁及以上老年人口28004万人，占总人口的19.8%；全国65周岁及以上老年人口20978万人，占总人口的14.9%。全国65周岁及以上老年人口抚养比21.8%。依照国家卫生健康委公布的资料，我国居民人均预期寿命已由2018年的77岁提高到2022年的77.93岁。以上数据预示着我国将进入更加严峻的老龄化时期，对我国养老体系提出了新的挑战。在这一背景下，国家卫生健康委等12部门于2019年10月23日联合发布《关于深入推进医养结合发展的若干意见》（以下简称《意见》），提出应当进一步完善以居家为基础、以社区为依托、以机构为补充、医养相结合的养老服务体系。同年12月26日，国家卫生健康委办公厅等三部门联合发布《医养结合机构服务指南（试行）》（以下简称《指南》），对医养结合机构的基本要求、服务内容、服务流程作出细化规定。2022年，国家卫生健康委会同相关部委印发《关于进一步推进医养结合发展的指导意见》（以下简称《指导意见》），立足解决医养结合发展过程中遇到的难点、堵点问题，出台了相关政策措施，为应对人口老龄化提供重要支撑。

（二）医养融合发展的概念

医养融合，是指通过将医疗和养老相结合的方式为老年人提供服务的模式。有学者认为，医养融合是一个具有中国特色的词语。也有众多学者对医养融合进行定义。比如社会学观点认为，医养融合是指从老年人多元化需求出发，将养老和医疗资源整合，在基本生活照料基础上，为老年人提供健康照护服务的养老供给方式，实现医、护、养三者协同，为健康和患病老年人提供支持。人口学观点认为，医养融合是在"在地老化"的理念下整合养老和医疗资源，实现老年人就近获得医疗服务。经济学观点认为，医养融合是一种特殊商品，供给方（医养融合机构）和需求方（老年群体）通过市场完成商品交换。

本章对于医养融合的定义如下：医养融合是医疗服务、护理服务与养老服务的有机结合，是打破医疗资源与养老资源双轨并行局面的有效手段，是有力整合医疗资源和养老资源的创新途径之一。2015年3月6日，国务院办公厅发布的《全国医疗卫生服务体系规划纲要（2015—2020年）》首次明确提出医养结合概念。一般理解，医即医疗，是指提供诊断、治疗服务，保证机体各项功能的正常运行和体内各系统的平衡与稳定。但在医养结合中，"医"的定义应该有所不同。《指南》中提出，"医"为预防保健、疾病诊治、医疗护理、医疗康复等。同时《指南》明确提出医养结合所应提供的服务内容包括以下8个大类：基本服务（以生活照料、膳食服务等日常照料为主）、医疗服务（包括老年人常见病和多发病诊疗、急诊救护、健康管理等普通诊疗服务，但不包括危重症治疗）、中医药服务、护理服务、康复服务、辅助服务、心理精神支持服务、失智老年人服务。

上述概念之中的"医"明显大于单纯的医疗，据此延展，本章理解的医养融合指为老年人的生理及心理健康提供全面保障的养老服务。

其中以"养"为核心，"医"则作为养的保障，为解决"养"中出现的问题服务。

（三）医养融合发展的价值

首先，全面改善和促进了个体和社会的健康水平。推行医养融合，一方面可增强个体的免疫力，减少患病人口，提高抗反应性，使患者更快地进行康复活动；另一方面则可以有效降低医疗医保费用，节约医疗资源，加快医学技术的发展，从而将医疗服务及时、准确、科学地奉献给普通大众。

其次，医养融合将医学和保健技术相结合，改进传统的医学诊疗模式，实现更系统、更全面的健康管理，以提高个人的健康水平和生活质量。由于有效的干预可以改善患者的健康状况、控制病情，使患者能够积极参与体育锻炼，有效应对压力，增强身心的抗疲劳能力，从而更好地预防疾病发生，减少医疗损失，节约医疗资源。

再次，医养融合注重以预防为主，把健康促进设置为个体和社会的现代理念，强调以健康教育为内核，以行动为外延，以社会参与为保障。

最后，医养融合可以提高全民健康素质，从而更有效地降低伤亡率，改善社会健康状况，促进民族和谐进步，使人民更长寿、更健康、更幸福。

二、医养融合发展的模式及实施路径

（一）机构医养融合模式

1. 医疗卫生机构内设养老服务

现有的医院、社区卫生服务中心，通过配备相关设施、增加护理人员等举措，就可以进行养老服务。在医疗机构内部新建一个医院下属的专业养老机构或将原来的医疗机构转变成康复医院或护理院，从而为周围社区提供综合的、连续的医养融合服务。

2. 养老机构增设医疗服务

这种模式是在养老机构的基础上新建小型医疗机构，增加新的医疗服务项目，以养老为主、医疗为辅。目前，我国大部分养老机构不具备医疗资质。国家卫生健康委发布了养老机构医务室、护理站的基本标准，对养老机构设置的医务室、护理站包括人员、建筑、设备、系统等管理作出规定。只要有医生或护士，就可以申请医疗诊所，门槛大大降低。鼓励有条件的养老机构开办老年医院、专科医院、护理医院、康复医院等专业医疗机构。

3. 医疗机构与养老机构签订合作协议

这种模式多为新建的医养融合机构和医院转型为养老机构或护理院，强调"医"和"养"并重发展。新建的大型养老机构，同步配套建设综合医院或护理院，实现医疗、养老并重发展；一些资源闲置的医疗机构将多余资源用来提供养老服务，通过开设专门的老年护理病房或直接改造成养老院、康复中心等方式提供医养融合服务。该模式将医疗与养老资源融为一体，形成以医促养、以养助医的运营模式，能基本实现非危急重病老年人在机构内的医养共享。

4. "大养老＋小医疗＋医疗服务绿色通道"模式

这种模式是养老机构自身先建设一个小医疗机构，如卫生室或诊所，同时又另与其他较大规模的医疗机构签订合作协议，并由其为养老机构患者就医提供"绿色通道"。对一般的医疗问题，养老机构自行解决，当有较重患者时立即转入合作的医疗机构进行诊治。

（二）社区医养融合模式

1."社区卫生服务机构＋老年人日间照料中心"模式

社区养老是我国解决人口老龄化问题的重要举措和必然趋势，在社区层面构建整体性的养老服务体系是发展社区养老和福利社区化的必然路径。

日间照料中心的设施可以在养老、医疗、基本公共卫生服务等多方面共享使用，资源配置效率高；送到老年人日间照料中心的人，多数是"一体多病"，这些人更多需要医务人员提供服务，因而这一模式能满足老年人更多的医疗需求；同时，只有医务人员承担相应服务，老年人子女才能更放心、愿意把老年人送到老年人日间照料中心。

社区卫生服务机构属于实体性机构，由其运营老年人日间照料中心，符合"能负责、能问责"的要求，且所有权与经营权相分离，既解决了由社区居委会对老年人日间照料中心进行管理运营带来的体制不顺、权属不清问题，又解决了老年人日间照料中心资产闲置问题，还化解了社区卫生服务机构用房紧张的矛盾，实现资源共享；既能收获更好保障老年人保健、让老年人子女更安心等社会效益，又能通过更多服务为社区卫生服务机构带来应有的经济效益，同时还能推进养老产业化，真正实现多方共赢，是社区层面实现医养融合的理想方式。

2."社区综合养老服务机构与社区卫生服务机构签订协议"模式

这种模式往往是社区建设了综合养老服务中心，为了推进医养融合，与社区卫生服务机构签订合作协议，但这种模式下所开展的服务主要是基本公共卫生服务，基本医疗服务相对较少。许多疗养院建在社区卫生服务机构附近，社区卫生服务机构可以定期上门检查。遇到紧急情况，社区服务中心也可以及时处理和转介。如今，在养老院里很难找到真正集医疗和护理于一体的床位，很多地方甚至出现上百人排队现象。这种模式也是国家特别鼓励的。

（三）居家医养融合模式

1."互联网 + 可穿戴设备 + 实体服务机构"模式

这种模式要求家中的老年人配备可穿戴设备，远程监控老年人的生活和身体状况。通过信息管理平台，利用互联网、物联网，及时传输老年人日常生活、健康、出行状况等相关数据，为实体养老机构或实体社区机构（如护理站、社区卫生服务机构）和老年人子女提供服务。实体服务机构根据老年人的身体监测数据制订服务计划，同时根据老年人及其子女的需求，及时为家中老年人提供饮食、医疗、消防安全、休闲娱乐、报警救援等相关服务。目前，许多企业热衷开发此模式，有的设计规模较大，但成功案例不多。

2."居家养老 + 家庭医生签约服务"模式

当前的供需结构、家庭观念、收入水平决定了除了少数人能进入机构疗养之外，大部分老年人还是以家庭养老为主。这种模式是通过开展家庭医生签约服务活动，推广家庭医生服务，与有需求的老年居民签订服务协议，开展契约式服务，签约对象可以获得家庭医生提供的医疗保健咨询、优质诊疗、精准预约转诊、保健指导、疾病干预、家庭病床、健康管理等服务，让老年人在家中就能享受到优质医疗资源所提供的医疗服务、基本公共卫生服务和个性化健康管理服务。

三、医养融合发展的典型案例

（一）国内医养融合典型案例

1. 安徽马鞍山江东颐养中心——"医护康养乐"综合体

马鞍山市是安徽省较早进入老龄化的城市之一。截至 2021 年底，该市 60 周岁以上人口 46.93 万人，占比 21.73%；65 周岁以上人口 37.86 万人，占比 17.53%，呈现出老年人口比例高、预期寿命长、空巢化加剧、失能半失能老人增幅较大等特点。随着老龄化程度增加，家庭赡养老人压力增大，居民消费层次不断升级，亚健康人群养生需求逐渐增多，患病、失能半失能老人对医养康养相结合的养老服务需求日益迫切。

马鞍山江东颐养有限责任公司 2017 年投资建设了定位中高端的医养结合项目——江东颐养中心，致力于打造安徽省首批养老服务业长三角康养基地、安徽省四级养老机构、首批养老护理员省级实训基地、智慧养老省级示范项目。

（1）医疗服务方面。一是内设医务室和远程会诊室。该中心内设医务室，知名专家定期坐诊巡诊，累计服务 1500 余人次，为老年人提供便捷的医疗服务。中心还设置远程会诊室，可与国内知名三甲医院对接，进行疑难病问询。

二是与市多家三甲医院合作。为实现老年人治疗期住院、康复期护理、稳定期生活照料的一站式医养融合服务，该中心与该市多家三甲医院开展合作。为进一步提升医养融合服务，中心与市中医院深度合作，在 1 号楼 4 层至 5 层设置老年病学科，且中心与市中医院仅一墙之隔，实现方便就诊。市人民医院、十七冶医院为该市大型三甲综合性医院，可为中心老年人提供全科医疗诊治服务。市第四人民医院是以精神病治疗为主要特色的医疗机构，为入住老年人提供心理咨询和精神慰藉等服务。

三是医疗护理服务。该中心拥有专业的医疗、护理团队合计 80 人，配备多名业务骨干，他们均来自市三甲医院。医疗团队具有深厚的医学理论基础和丰富的临床经验，竭尽全力为老年人的健康保驾护航。

四是中医康复理疗。中心康复室是集中医传统康复、运动康复、认知言语康复等为一体的综合性科室。根据中医基础理论，辨证论治，结合现代康复医学理论和技术，针对不同患者，采用针灸、推拿、理疗、牵引等治疗手段，旨在缓解疼痛，改善功能障碍，提高日常生活能力。

（2）养老养生服务方面。一是功能分区。该中心床位分为护理型、自理型两类。其中，护理型床位占2/3，按照三甲医院住院病区设置；自理型床位占1/3，主要户型为两人间，配备了棋牌、书画、舞蹈、台球、健身等功能完善的文化娱乐设施，以满足不同层次的需求。

二是颐养服务。该中心内部环境优美，房间内冰箱、彩电、洗衣机、空调、暖气等设施配备齐全，公共活动区域配置了各种健身、娱乐活动设施，在家居式住所和园林式景观中尽享专业的颐养服务。

三是智慧养老。该中心设置150平方米独立机房，全面覆盖智能化、信息化系统，为入住老年人配置一卡通，具备房卡、门禁卡、梯控卡及消费卡等功能，如遇突发情况，一卡通可一键报警。所有房间及公共区域也配置紧急呼叫按钮，以应对突发医疗救护需要。

2. 国药康养——院社家一体化

国药康养实业（上海）有限公司（以下简称"国药康养"）在国药控股股份有限公司的总体战略布局下，依托国药集团康复医疗资源，聚集康养护核心业务方向，打造"从医到康、从康到养、从院到家、从线上到线下、从医疗服务到相关产品，融合共享"的价值链，为机构、社区、居家慢性病老人、失能失智老人提供健康管理、康复治疗、专业护理和生活照顾的整体解决方案。

国药康养一直致力于构建"机构—社区—居家"三位一体闭环的

综合照护模式，也是目前上海唯一能做到内部业态闭环管理的公司。居家护理站业务已经覆盖上海 14 个区，总服务老年人数量 1 万名以上，服务范围辐射 50 多个街镇，年服务达 250 万人次；区域医养结合照护中心——国药康养泗泾照护中心是上海市最大的公建民营项目，总建筑面积 5 万平方米，有 1030 张床位，致力于打造国家级医养结合示范项目；依托上海泽顾护理院（有 400 余张床位）、数字化社区康养中心、居家护理站共同打造医院、社区、家庭三元联运的院社家一体化模式。

针对失能失智老人和"活力老人"，国药康养根据他们各自的康养诉求提供不同类型的服务，包括生活照料、医疗护理、康复护理、临床护理、用药管理、营养护理、中医护理以及康复辅助等。其中开设的智能药房和拥有的远程诊疗机器人将智能技术应用纳入康养护理的范畴，来满足社区"活力老人"的健康服务需求。

此外，国药康养极为重视老年人在精神健康方面的管理，和一些老年大学或社工组织合作，经常组织一些趣味活动，注重对老年人的精神关怀。国药康养还聚焦社区居家场景下的老年群体，精准掌握这部分人群，尤其是那些没有长期护理险进行医保支付的老年群体，对他们提供精准和无可替代的服务与产品，从而真正为老年人解决实际问题。

在智慧养老方面，针对老年人的生活习惯和使用能力，在考虑老年人真实需求的基础上，充分利用互联网技术的高效、快速等优势，创新养老服务模式，提高健康养老资源的利用率，降低大众服务消费成本。

在医康养数字化方面，国药集团在华大科创楼成立了国药数字康养产业创新中心，依托国药集团产业资源，联合上海人工智能研究院、上海市工商联科技商会青年科创专委会打造数字康养产业创新与应用中心。

总之，国药康养秉承专业协同、共享、共赢的发展理念，致力于搭建开放、共享的医养康养相结合、事业和产业双轮驱动的产业赋能平台，构筑场景、全链条、数智化康养产业生态，以数字康养、数字健康为主攻方向，建立关键共性技术研发、成果转移转化、产业化应用示范的运行机制，来提供医护康养全周期医养融合服务，从而持续为政府及行业提供医养融合创新发展的前沿解决方案，引领行业发展。

（二）国外医养融合发展案例

养老是一个个体差异化很大的综合过程，对于国家、家庭和个人来说，都有不可推卸的责任。养老关系到经济、文化、社会等各个方面，对某一方面的过度强调或对其他方面的忽略都有可能导致简单化的片面结论。本节主要介绍世界典型国家在本国老龄化趋势日趋严峻的情况下，结合本国国情实施医养融合的各种努力及探索实践。

1. 日本的小型多功能社区医养融合模式

日本的养老金制度和医疗保险制度比较健全。老年人可以根据自己的经济、身体状况选择不同费用的养老服务。75 周岁以上老年人看病只需承担 10% 的医疗费用。尽管日本政府在老年人身上投入了大量资源，但长期护理仍面临巨大压力。鉴于此，日本养老服务一直重点推广小型多功能社区养老。日本社区养老院一般有 20~30 张床位，提供的服务是"多功能"的：可以是 24 小时居家护理，也可以是白天的日托服务，还可以是上门服务。日本目前并不主张建设大型养老院，而是强调老年人在自己的家中和社区进行自我护理，并与社区形成互动。因此，养老服务小型多功能化已成为一种趋势。许多 20 多岁的年轻人去照料老人，日本这种长期培育照护人才的制度与用心，或许正是这个产业进步的关键。

早在 1987 年，日本就规定照护服务员要具有"国家资格"，并且依实际需求多次修订办法。根据最新法令，在日本，要成为照护服务员，必须通过国家考试，而报考资格也有所规定。居家照护员直接进入需要照护的人家中，提供服务。相较于照护服务员，居家照护员只要参加各地方政府或民间研修单位举办的讲座，上完一定时数的课，就能在该都道府县取得资格。有证照的养老经纪人还会协助受服务者选择最适合的方式，制订出最佳照护计划。

长期照护保险服务的范围非常广泛，居家服务包括的入户协助沐浴、复健、日托、住宅改建等，均可以申请补助，用补助款减轻财务负担和照护人的精神负担是养老经纪人的责任。

养老经纪人说，即使只是在家里装一个扶手，也有很大的学问。因为他们要先去当事人家中看哪个房间、哪个位置需要装扶手，另外还要找专业机构去估价、测量，最后才是施工。装好以后，也要看当事人实际使用状况，如果不妥，就要请专业机构来修改，往往得跑好几趟。因此，制订照护计划不是纸上作业，而是要勤跑家庭，观察需求，并聆听当事人和他们家人的意见。充分沟通之后，注意每一个细节，才能打造合适的计划。此外，追踪后续状况也是一项常规工作，养老经纪人每个月至少要造访受服务者一次。

如何让老年人过上舒服又有尊严的晚年生活？日本业内人士指出，一旦需要长期照护，74% 的民众希望待在自己家里，日本的养老场所容纳不了数量庞大的高龄者，所以让居家照护功能趋向完善才是上策。目前日本政府除了每 3 年修订一次长期照护保险制度，还会将照护的资格朝照护服务员的方向统一。除此之外，长期照护保险还提供多样化选项让当事人灵活选择。例如，长期照护保险的居家服务中，除了日托中心之外，养护老人之家内也有寄宿服务，照护者出差或需要休假时，被照护人可以来投宿，最多可连续住 30 天。对比已经实施长期照护保险 20 余年的日本，我国的长期照护还有很长一段路要走。以优秀经验为师，健全制度，提升人员素质以及对被看护者身体、心理的全面照顾水平，对提高我国养老服务的质量具有十分重要的意义。

2. 美国的家庭护理模式

罗德尼·纳尔逊的母亲 77 岁了，独自住在纽约曼哈顿的一套公寓里。尽管纳尔逊的母亲有各种健康问题，但她不愿意住到医院去。现在，医疗保险的家庭护理计划解决了这个问题。纳尔逊的母亲作为医疗保险的受益人，每天都会有经过培训的家庭助理上门探访，不仅帮助她做饭和打扫卫生，还会监测她的健康状况并提供相应的帮助。另外，一名注册护士每 3 个月会到她家中检查她的健康状况。如果她感觉不舒服，可以打电话给她的初级保健医生，医生会尽快评估她的健康状况。纳尔逊说，这种家庭护理使自己的母亲能够保持独立，同时获得需要的帮助。纳尔逊母亲的情况并非个例。在美国，将医疗服务转移到老年人和残疾人的家中越来越普遍，其中一些人因此获得了更高质量的护理。这是美国医养融合的典型做法。

从 2010 年起，美国各州接受家庭护理的人数正在逐步增加。据美国劳工统计局统计，2020 年美国护理人员为 452 万人，比 2010 年增加 146 万人。其中，家庭护理人员占比 53%，比 2010 年增长 130%。同时，通过对美国卫生系统进行追踪发现，2012—2020 年，医疗保险受益者的再入院率呈持续下降趋势。鉴于目前医院正处在被迫改变其护理方式的风口浪尖，改善家庭护理显得十分重要，这种改变表现在提供更多的门诊服务或在线咨询服务。多年来，随着越来越多的人寻求用更好的方法解决医疗需求，人们的入院率和住院时间也持续下降。

此外，家庭护理服务的改善也得益于 2010 年《平价医疗法案》（*Affordable Care Act*）创建的激励措施。它鼓励医疗提供者之间进行合作，以减少不必要的医疗费用并降低再入院率。在医疗保险共享储蓄项目下，医疗提供者可以组建责任医疗组织。在责任医疗组织模式下，医疗提供者为患者提供从诊室到家庭护理的服务，以改善患者身体状况并降低总体医疗成本。成功降低医疗费用的责任医疗组织，可得到政府的奖金。据了解，美国医疗提供者为了减少患者的医药费，定期到患者家中进行安全评估，并指导患者活动和用药，以确保患者拥有良好的生活质量。此外，与护理机构和医院相比，这种家庭护理的方式可以使老年人以及免疫功能低下的患者降低感染的风险。

此外，智能手机等的消费技术在改善家庭护理方面也发挥了重要作用。辛迪·克拉夫特（Cindy Krafft）是一位护理顾问，她帮助家庭和医疗机构了解如何照顾老人。同时她表示，家庭护理可以让病人感觉不那么孤单。目前责任医疗组织和其他机构已经能够提供比几年前更高水平的家庭护理。医疗保险共享储蓄项目每年都会新增几个责任医疗组织，也有更多的患者希望在家中治疗。医疗保险和医疗补助服务中心称，截至 2023 年 1 月，共有 1450 个责任医疗组织参与医疗保险共享储蓄项目。责任医疗组织也希望继续提高家庭护理质量。例如，美国连锁医疗机构 Atrius Health 公司正在与医疗技术和服务公司 Medically Home Group 合作，帮助患者尽量避免住院并提供更优质的家庭护理。它们试图将医疗服务逐渐从医院转移到患者家中，为患者提供协调护理、家庭护理和临终关怀服务。

执笔人：董恩宏 郭丽君

参考文献

［1］朱凤梅，苗子强.老龄化背景下"医养结合"的内涵、现状及其困境［J］.中国卫生经济，2018（03）：11-15.

［2］彭琴艳.医养结合养老模式的伦理思考［D］.湖南工业大学，2021.

［3］朱庆.医养结合养老服务研究综述［J］.中国初级卫生保健，2020（06）：15-18.

［4］邓大松，李玉娇.医养结合养老模式：制度理性、供需困境与模式创新［J］.新疆师范大学学报（哲学社会科学版），2018（01）：107-114+2.

［5］穆光宗."医养"该如何"结合"？［J］.中国卫生，2018（07）：20-21.

［6］郑玥.我国医养结合养老模式发展研究［D］.对外经济贸易大学，2019.

［7］李超，孙欧.从人口因素看我国经济中长期走势［J］.上海金融，2019（01）：50-58.

［8］苏永刚，吕艾芹，陈晓阳.中国人口老龄化问题和健康养老模式分析［J］.山东社会科学，2013（04）：42-47.

［9］刘文，焦佩.国际视野中的积极老龄化研究［J］.中山大学学报（社会科学版），2015（01）：169.

［10］林主添.中国与法国的人口老龄化问题及其应对比较研究［J］.企业科技与发展，2018（10）：194-195+198.

［11］刘西华，骆金铠.法国医养结合模式对我国养老体系建设的启示［J］.中国护理管理，2016（07）：930-933.

［12］张涛，罗昊宇.法国医养结合服务实践与思考［J］.中国卫生质量管理，2018（04）：128-130+133.

［13］韩倩.英国第三年龄大学的办学特色及其对我国老年大学的启示［J］.河北大学成人教育学院学报，2016（03）：85-89.

［14］李力，胡佳，郑英.英国EHCH医养结合实践模式分析［J］.中国社会医学杂志，2020（03）：245-248.

［15］刘旭.从美国生产性老龄化的发展看其在中国实施推广的必要性与可行性［J］.

知识经济，2015（10）：42.

[16]张静.医养结合服务的国际经验与启示［J］.西部学刊，2021（11）：134-136.

[17]陈星.美国持续照料养老社区的改革动向及启示［J］.中国老年学杂志，2023（12）：3065-3071.

[18]付琳，刘晓梅.日本医疗、介护一体化改革经验及启示［J］.社会保障研究，2023（01）：87-95.

[19]朱文佩，林义.日本"医养结合"社区养老模式构建及对我国的启示——基于制度分析视角［J］.西南金融，2022（01）：76-87.

[20]刘锁，高欢，项莉.美国整合医疗服务模式演进对我国医联体建设的启示［J］.现代医院，2021（10）：1604-1606.

[21]任雅婷，刘乐平，师津.日本医疗照护合作：运行机制、模式特点及启示［J］.天津行政学院学报，2021（04）：87-95.

[22]刘俐，冷瑶，邓晶.美国整合医疗对我国医联体建设的启示［J］.卫生软科学，2021（02）：93-97.

[23]熊梅，伍佳，刘利霞，等.国外整合医疗典型模式对我国健康管理联合体建设的启示［J］.中国全科医学，2020（22）：2741-2748+2756.

[24]夏艳玲，钟雨珊.美国PACE整合型照护模式的特征及借鉴［J］.卫生经济研究，2019（04）：55-58.

[25]罗婧，罗玉茹，鞠梅.国外"医养结合"照护模式介绍及经验启示［J］.中国老年学杂志，2019（09）：2277-2283.

[26]张丽，邵俊秋.日本老龄化问题的探究及对中国的启示［J］.科技信息，2012（11）：1-3.

[27]郭豫学，鲁丽萍，张彩霞.日本医养结合的制度及借鉴［J］.卫生职业教育，2020（12）：157-159.

[28]周驰，翁嘉，章宝丹.日本医养结合养老模式及其对我国的启示［J］.医学与哲学，2018（12A）：33-36.

[29]张玉冰.少子化和老龄化——台湾经济社会隐忧［J］.统一论坛，2016（02）：46-48.

[30]彭琴艳.医养结合养老模式的伦理思考［D］.湖南工业大学，2021.

第 六 章
健康管理与保险融合产业

健康管理与健康保险是我国大健康产业的重要组成部分，二者的融合发展已逐步成为产业突破瓶颈的必然趋势。本章重点从概念内涵、发展历程、融合基础、融合路径、国内外典型案例等方面进行介绍。

一、健康管理与保险融合发展的概念和价值

（一）健康管理

关于健康管理的概念，中华医学会健康管理学会在广泛征求意见的基础上，提出了一个较为权威的定义，即健康管理是以现代健康概念（生理、心理和社会适应能力）和新的医学模式（生理—心理—社会）及中医治未病为指导，通过采用现代医学和现代管理学的理论、技术、方法和手段，对个体或群体整体健康状况及其影响健康的危险因素进行全面检测、评估、有效干预与连续跟踪服务的医学行为及过程。其目的是以最小投入获取最大的健康效益。从概念中可以看出，健康管理的核心目的至少有两点，其一是提升健康水平，其二是提升成本收益。定义中强调了"个体或群体""危险因素"等概念，这意味着健康管理带有公共卫生（健康）以及防治结合的理念。

健康管理是一个综合性领域，涵盖了许多不同的元素和职能，包括但不限于健康生活方式促进、疾病预防、健康信息管理、疾病管理与康复等。健康管理本身不是产业，只是基于健康的一种理念和维持健康的技术手段，它的出现最早是为了应对医疗成本的上升。只有把健康管理同科技与服务相结合，满足消费者现实健康需求并形成产业链条时，健康管理才能以产业形式释放其经济潜能。在本章中，健康管理产业主要是指健康管理服务业。

健康管理服务业与健康产业、医疗服务业密切相关，要精确界定健康管理服务业的概念，首先要区分出健康管理服务业在健康产业中的位置。从广义上来说，只要是与健康相关，有利于建立健康的生活方式、促进身心健康的商品或服务模式，都属于健康产业的范畴，而健康管理服务业和医疗服务业是其中重要组成部分。区别于医疗服务业，健康管理服务业是以"个性化健康监测评估、咨询服务、调理康复和保健促进"为主体，类似的产业界定在较大范围内达成了共识。本章所述健康管理服务业可以引用王振等提出的概念来描述，即：基于全程干预的健康理念，围绕健康管理手段与生物医学技术、信息化管理技术、大数据利用等的应用创新，在个性化健康监测评估、咨询服务、调理康复、保障促进、健康保险等领域实现的商业模式、业态创新统称为健康管理服务业。

健康管理的起源可以追溯到古代文明时期。在古代，人们通过各种方式来维持健康，包括运动、饮食、草药治疗等。古希腊和古罗马的医学家提出了许多关于健康和疾病的理论，这些理论奠定了现代医学的基础。然而，现代健康管理的概念更多地与工业化和医疗技术的发展有关。19 世纪工业革命后，城市化和工业化的加快带来了许多健康问题，如疾病传播、劳动条件恶化等。这促使政府和企业开始关注员工健康，并实施一些早期的健康管理计划，如提供基本医疗保健和职业安全措施。到 20 世纪，健康管理逐渐演变成一个综合的领域，涉及健康保险、公共卫生、医疗服务管理等多个方面。随着科技的进步，健康管理越来越依赖于数据分析、信息技术和预防性医疗手段，以提高人们的整体健康水平，并降低医疗成本和疾病负担。

国际上的健康管理经历了多个阶段的发展，现代健康管理体系逐渐完善。每个阶段都反映了社会、医疗技术和医疗体系的演变。早期成本效益控制阶段：健康管理的概念最早出现在 20 世纪后半叶，当时主要关注医疗服务的成本控制和质量改进，这个阶段强调医疗资源的优化和医疗机构的效率。健康维护和健康促进阶段：随着时间的推移，健康管理开始关注预防和健康促进，而不仅仅是医疗。这一阶段强调个体责任，鼓励人们采取健康的生活方式，以减少慢性疾病的发生。疾病管理阶段：随着慢性疾病患者数量的增加，健康管理领域开始关注慢性疾病患者的疾病管理。这包括对慢性疾病如糖尿病、高血压和心血管疾病的管理和控制，以降低医疗成本并提高患者的生活质量。健康信息化阶段：信息技术的发展推动了健康管理的进一步演进。电子健康记录、医疗信息系统和远程监护技术使健康管理扩面和创新。个性化医疗阶段：最近，健康管理领域开始探索个性化医疗，根据个体的基因、生活方式和医疗历史来制订个性化的疾病预防和治疗计划，以提高健康管理效果。以上这些阶段反映了健康管理领域不断演进以应对不断变化的医疗需求和社会健康问题。健康管理将随着科技创新、政策改革和医疗体系的变革而不断发展和完善。

我国的健康管理产业虽然起步相对较晚，但其发展速度之快令人瞩目。2000 年之前，社会大众对现代健康管理的认知还处于萌芽阶段，市场上几乎没有专门的健康管理机构。当时的健康体检主要局限于医疗诊断环节，目的在于疾病的诊断和治疗，同时还有一部分是服务于某些特定工作或行为的"社会性体检"，比如入职、入学、入伍、考驾照、出国、结婚、保险等手续中要求的体检。自 2001 年我国诞生第一家健康管理公司以来，健康管理机构如潮涌现，并以每年 25% 的增速蓬勃发展。2011 年，我国的健康管理机构已经有 8000 余家，其中超过七成是健康体检机构。2013 年，全国健康体检机构已经超万家，同时提供保健、健身与康复等服务的非医学机构也已超60万家。随着"健康中国2030"逐步落地生根，健康管理产业迎来了发展的黄金时期。这不仅意味着健康管理产业的蓬勃发展，更象征着人们对健康生活的追求和期待正在逐步成为现实。这一黄金时期不仅为健康管理产业提供了前所未有的机遇，也将为实现全民健康这一宏伟目标奠定更坚实的基础。

（二）健康保险

2019年中国银保监会发布的《健康保险管理办法》规定，我国商业健康保险是指保险公司对被保险人因健康原因或者医疗行为的发生给付保险金的保险。我国商业健康保险可以根据其覆盖范围和特点分为多个子类，包括医疗保险、疾病保险、失能收入损失保险、护理保险和医疗意外保险。其中，医疗保险和疾病保险是目前最常见的商业健康保险类型，据统计，截至2022年底，我国在售的健康保险产品共有6112款（不含个人税收优惠型健康保险）。其中医疗保险产品数量占比53.22%，疾病保险占比43.73%，护理保险、失能收入损失保险、医疗意外保险占比较低。

在我国，商业健康保险是多层次医疗保障体系中的一个部分。如图6-1所示，我国多层次医疗保障体系可以分为基本制度和补充制度两个部分。其中基本制度重在"保基本"，包含三重保障功能：其一是基本医疗保险制度，包括职工基本医疗保险（简称职工医保）和城乡居民基本医疗保险（简称居民医保），这是基本制度的主体，覆盖城乡全体居民，其核心是公平普惠地保障群众的基本医疗需求；其二是补充医疗保险制度，包括城乡居民大病保险、职工大额医疗费用补助和公务员医疗补助，此类重在保障参保群众基本医疗保险之外个人负担的符合社会保险规定的医疗费用；其三是医疗救助制度，这是帮助困难群众获得基本医疗保险服务并减轻其医疗费用负担的制度安排，为基本医疗保障体系托底，保障底线公平。在基本制度提供三重保障功能的基础上，商业健康保险、慈善捐赠及医疗互助等各类医疗保障相互衔接，共同形成多层次的医疗保障体系。

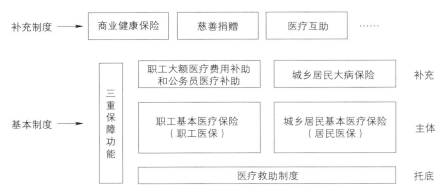

图6-1 我国多层次医疗保障体系结构示意图

资料来源：作者自制。

由此可见，商业健康保险在我国多层次医疗保障体系中主要是作为一种有益的"补充"存在，其作用一方面是与基本医疗保障制度形成互补，为重特大疾病患者提供补充保障（"保重大"），进一步减轻患者和家庭就医的经济负担；另一方面是丰富医疗保险产品供给，满足社会大众多元化医疗需求，提供多元化的健康保障（"多元化"）。因此，商业健康保险的定位是为那些寻求额外医疗保障的人提供选择，而不是替代基本医保。它弥补了基本医保限制的不足，为客户提供了更多的保险选择，以满足他们的个性化需求，其核心在于"保重大"和"多元化"。这使得我国的多层次医疗保障体系更加完善和全面。

我国健康保险业的发展经历了多个阶段。2010年以前，我国商业健康保险逐步从探索期进入成长期，各大商业保险公司纷纷进入这个市场。《中共中央 国务院关于深化医药卫生体制改革的意见》的发布加速了商业健康保险的发展，商业保险公司开始参与大病保险，健康保险市场产品更加丰富。2014 年，《国务院关于加快发展现代保险服务业的若干意见》提出了发展多样化健康保险服务的目标。

2016 年，《"健康中国 2030"规划纲要》发布，进一步明确了多层次医疗保障体系的建设方向，商业健康保险在其中扮演了重要角色。这一年，商业健康保险个人所得税优惠政策（税收型商业健康保险）和被称为社保"第六险"的长期护理保险制度先后开始试点。尽管试点过程中仍有不少问题，但这也预示着商业健康保险向前迈了一大步。随后，"百万医疗险"产品推出，以几百元的保费撬动上百万元的保额，是这一类报销型医疗险得名的原因。"百万医疗险"填补了过去中端医疗险的空白，也因此横扫了健康保险市场，进一步加速健康保险市场增长。

2019 年，新版《健康保险管理办法》发布，要求非专业健康保险公司设立专门的健康保险事业部，标志着健康保险开始专业化经营。新冠疫情暴发后，民众对健康保险的意识进一步提高，健康保险市场实现了两位数的同比增长率。2020 年以来，城市定制型商业医疗保险惠民保逐步受到关注，成为健康保险市场的重要创新，有助于提高民众的保险意识和促进健康保险行业的发展。总的来说，中国的商业健康保险市场受政策支持和市场需求推动而快速发展。专业化经营和多样化产品的推出成为行业的发展趋势，虽然同时也有一些监管和竞争挑战需要面对，但健康保险行业未来发展前景依然广阔。

如图 6-2 所示，我国商业健康保险年收入和年赔付额均呈现明显上升态势，截至 2022 年，我国商业健康保险年收入和年赔付总额分别达到 8652.9 亿元和 3599.5 亿元，赔付率 41.6%。根据中国银保监会等 13 部门于 2020 年联合发布的《关于促进社会服务领域商业保险发展的意见》，健康保险的下一个中期目标为：力争到 2025 年，商业健康保险市场规模超过 2 万亿元。

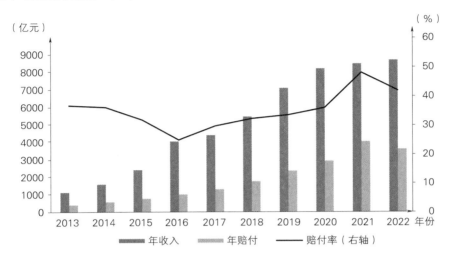

图 6-2　2013—2022 年我国健康保险费年收入、年赔付与赔付率
资料来源：作者根据国家金融监督管理总局数据整理。

图 6-3 显示，商业健康保险保费收入占总保费收入的百分比从 2013 年的 6.52% 上升至 2022 年的 18.43%，表明健康保险对整个保险业的贡献越来越大。

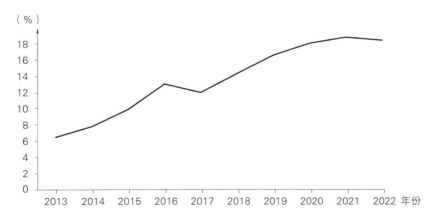

图 6-3　2013—2022 年我国商业健康保险保费收入占总保费收入的百分比

资料来源：作者根据国家金融监督管理总局数据整理。

二、健康管理与保险融合发展的模式及实施路径

2019 年，新版《健康保险管理办法》发布，鼓励保险公司将健康保险产品与健康管理服务相结合，降低人民的健康风险，减少疾病带来的损失，从而更好地发挥医疗保障体系中商业健康保险的作用。国家陆续出台相关政策鼓励推动健康保险与健康管理的融合发展，二者的组合式发展已成为健康保险市场打破困局的必然趋势。

（一）健康管理与健康保险的融合基础

健康保险和健康管理服务业有深度融合的基础，这一点不管是从国际看，还是从国内看，都是如此。

1. 健康管理与健康保险具有共同的目标

（1）风险管理。健康管理侧重于疾病的预防和风险管理，通过监测、评估和提供建议，帮助个体维持健康生活方式，降低患病风险。健康保险则关注意外事件和疾病的经济风险，提供金融保障。融合后，通过监测和评估个体的健康状况，提供个性化的建议和进行生活方式管理，可以帮助个体更好地进行健康管理，降低患病的可能性。当个体的健康风险降低时，健康保险的理赔频率也会相应减少，这有助于降低保险公司的理赔成本。基于健康管理的数据和评估，保险公司可以更准确地为保险产品定价，还可进一步开发符合新需求的产品。传统的保险定价通常是基于整体人群的平均风险水平，而融合健康管理的数据可以使定价更个性化，将保费与个体的健康风险相关联，从而更精确地反映被保险人的实际风险。

（2）成本控制。健康管理的一个核心目标就是控制医疗成本，强调通过预防和早期干预，控制疾病发展情况和医疗成本。这也是健康

保险的根本利益追求，因为它们需要管理风险并控制赔付率，确保其经济可持续性，通过与健康管理融合，保险公司可以更好地了解被保险人的健康状况，采取措施来防范潜在的高风险，降低索赔成本。此外，风险管理和健康管理的融合可以提供更多的激励措施，鼓励个体采取积极的健康行为。例如，保险公司可以根据个体的健康数据提供折扣或奖励，以鼓励他们积极参与健康管理活动和采取预防措施。

2. 健康管理与健康保险形成互补

（1）预防与治疗的平衡。健康管理侧重于预防疾病和促进健康，通过教育、生活方式干预和定期检查等方式，努力降低患病风险。健康保险则提供了在出现健康问题时所需要的医疗治疗的经济支持。这两者的结合可以在预防和治疗之间取得平衡，既降低了患病的风险，又提供了在需要时的医疗保障。

（2）综合的健康保障。健康管理致力于提供全面的健康保障，包括健康评估、生活方式指导、慢性疾病管理和健康教育。而健康保险则为其提供了优质的财务保障，确保在需要医疗治疗时不会因费用而犹豫。两者结合起来可以提供更全面的健康保护，既关注了健康的长期维护，又提供了应急的医疗支持。

（3）数据共享与协同合作。健康管理和健康保险都需要依据大量的健康数据来有效运作。通过共享健康信息，健康管理可以为健康保险公司提供更准确的患病风险评估和医疗费用预测，从而帮助保险公司更好地管理风险和定价。这种协同合作有助于提高效率和降低成本。

（4）投资规模契合。健康管理服务业的投资规模庞大，盈利周期较长，需要持续投入长期资本。而保险业，特别是寿险业务，在市场上规模庞大，保单期限很长。有媒体报道显示，在整个寿险行业中，7

年期以上的资金占 80% 以上。这就使得保险资金与健康服务业的长期
发展需求完美契合，显示了保险资金在支持健康服务业可持续增长方
面所起的重要作用。这些长期资金可以用于支持健康服务的发展、研
究和创新，确保行业能够持续提供高质量的健康关怀和服务，满足人
们不断增长的对健康保障的需求。因此，可以看出，保险业在健康服
务领域的资金投入具有战略性，有助于支持健康服务业的长期发展，
满足人们对健康和福祉的需求。

3. 健康管理与健康保险融合发展符合多方利益追求

从保险公司的角度来说，"商业健康保险 + 健康管理"模式为保
险公司提供了很好的思路来解决商业健康保险业务发展中遇到的困难。
首先，目前商业健康保险同质化严重，费率竞争激烈，很多保险公司
经营的健康保险处于亏损状态。"商业健康保险 + 健康管理"从形式上
来说基本上属于"保险 + 服务"的范畴，发展"商业健康保险 + 健康
管理"，可以将商业健康保险从价格竞争转化为服务竞争，通过高质量
的服务提升市场竞争力。同时，发展"商业健康保险 + 健康管理"可
以丰富保险公司医疗信息、个人健康状况等方面的数据，对于合理定
价、产品创新和专业化经营都有好处。此外，通过健康管理，保险公
司加强了与被保险人的互动，有利于加强风险控制。

从居民的角度来说，"商业健康保险 + 健康管理"可以为居民提供
一站式、全周期的健康风险保障，提升服务体验。在全生命周期前端，
通过保险公司提供的健康体检及健康促进服务，居民可以及时了解自
身的健康状况，通过运动、饮食等调整自己的生活习惯，预防和延缓
疾病的发生，不断提高自身的健康水平。在疾病治疗过程中，居民不
仅可以获得保险公司的经济补偿，还可以享受到保险公司医疗资源整
合带来的便利性，提高就医效率和就医体验。

从政府、社会的角度来说，"商业健康保险＋健康管理"在医疗控费、慢性病护理以及解决"看病难"等问题上都有积极作用，对目前面临的人口老龄化、医疗费用快速上涨等社会问题可以起到一定的缓解作用。因此，研究"商业健康保险＋健康管理"的发展对于居民、保险公司乃至整个社会的发展都有积极意义。

（二）健康管理与健康保险的融合模式

从融合路径上看，目前健康管理与健康保险的融合模式有以下4种。

（1）服务完全外包模式：在这种模式下，保险公司将健康管理的服务外包给第三方健康管理机构，如健康咨询、疾病管理、护理服务机构等。这种模式可以让企业专注于核心业务，提高运营效率，降低不必要的成本和风险，有助于保险公司快速拓展业务，抓住市场机遇，实现业务的快速增长。

（2）自行提供服务模式：保险公司选择自行提供健康管理服务，例如建立专业的健康管理团队，提供在线问诊、健康咨询和疾病管理等服务。通过这种模式，保险公司可以进一步延伸其业务价值链，扩大业务范围，并根据保险业务的需求，更有针对性地提供健康管理等医疗服务。这不仅能提升企业的运营效率，还能增强企业的灵活性。然而，这种模式在前期需要大量的资金投入，投资成本较高，投资回收期较长，且运营难度较大。因此，这种模式更适合资金充足、拥有相关管理人才的大型保险机构。对于这些大型保险机构来说，自行提供服务模式有助于它们实现更为全面的健康管理，提高客户满意度，进一步增强企业的市场竞争力。尽管初期投入较大，但长远来看，这种模式有助于提升企业的品牌形象和市场地位，为企业的可持续发展奠定坚实基础。

（3）共同投资模式：保险公司与健康管理机构共同投资，合作开展健康管理业务，如共同开发健康保险产品，提供全方位的健康管理服务等。这种模式可以有效解决医疗过程中医疗成本过高的问题，缓解信息不对称的问题，同时医疗机构也可以获得稳定的客户来源。

（4）健康管理企业反向跨界模式：前文讲的是健康保险延伸到健康产业，除此之外还有一股力量就是大型健康产业进入健康保险领域，如复星集团成立复兴联合健康保险公司，阿里健康联合众安推出"癫痫保"百万医疗险，等等。这种反向融合是良性的，表明健康保险与健康管理正在双向互动。

三、健康管理与保险融合发展的典型案例

（一）国内健康管理与保险的融合实践

在国家政策的大力支持下，我国"商业健康保险＋健康管理"融合发展也涌现出许多新场景、新业态，以下介绍两个比较典型的案例。

1. 政府主导的城市定制型商业健康保险——以上海"沪惠保"为例

（1）案例背景。上海为贯彻落实党中央、国务院深化医疗保障制度改革的决策部署，促进医疗保障制度与商业医疗保险融合发展，完善多层次医疗保障体系，减轻参保人员的就医负担，2017年1月1日，上海政府部门指导上海保险行业启动职工医保个人账户购买商业医疗保险产品的试点工作。随着2020年各地"惠民保"产品的兴起，上海市着手计划推出上海的"惠民保"产品——"沪惠保"。

（2）面对挑战。不得不说，这类"低保费＋高保额"的普惠型商业保险产品，仍然面临如何平衡商保公司"保本微利"以及人民群众

的可接受度和满意度从而最大程度实现惠民等难题。

对于商保公司来说，该如何抵御风险？"惠民保"这类产品风险极高，引入共保体模式，由多家商保公司共同承担风险，是分散风险的有利方式。共保体模式具有整合多方资源、降低推广成本、防止恶性竞争等多种优势。对于普惠型保险，需要较高的参保率来兜住风险，共保体能够充分利用各家保险公司的客户资源，从而提高参保率。上海"沪惠保"采取9家商保公司共保模式进行承保，由中国太保寿险作为首席承保公司，联合中国人寿、新华保险、平安养老、人保健康、泰康养老、平安健康、太平养老、建信人寿8家保险公司共同承保。

产品形态的设计如何实现提高人民群众的满意度及商保公司有微利的双赢？上海共保体通过分析各城市"惠民保"的产品形态发现，大多数产品都是按照"医保目录"来保障的。但上海已经有了许多按"医保目录"报销的产品，如总工会住院报销、少儿基金、医疗救助等补充险，"沪惠保"若还是按照这个模式来运作，理赔就比较受限，不符合惠民原则。上海市医保中心提供的2019年基本医保二、三级医院住院自费部分（"医保目录外"）数据显示，2019年在二、三级医院住院人数约183万，"医保目录外"的自费金额62.32亿元，其中个人自费部分超2万元的有9万人，累计自费金额占总自费金额的55%。在自费部分可以尝试设计产品形态。

（3）产品发布。上海结合实际情况，最终将产品形态的基调定为保障"医保目录外"，为上海市基本医保参保人员罹患重病、大病时，在现有医保之外，再增加一份大额自费医疗费用的补充保障。"沪惠保"的保险责任聚焦住院自费费用中的药品费、手术材料费和检查检验费，实现与基本医保支付范围相补充、不重叠。特药责任聚焦特定的高发病和罕见病特药，同时也将质子重离子治疗纳入了保障，体现了上海特色。

由此，"沪惠保"于 2021 年 4 月 27 日正式上线，由上海市医保局对保险方案、政策进行指导，上海银保监局进行监督，上海市大数据中心和中国银行保险信息技术管理有限公司共同提供技术支持，上海市保险同业公会协调，还有上药控股·镁信健康、国药控股·宸汐健康提供药品服务。商保公司采用首席承保的共保模式，9 家保险公司成立共保体联合办公室，统一对外发布数据，统一推广。

根据"沪惠保"2021 年版，参保人群分两类，一类为参加上海市基本医保的人群；另一类为参加上海市市民社区医疗互助帮困计划的人群，即爱心版。"沪惠保"可以用个人医保卡账户余额为自己和家人购买，实现家庭共济。"沪惠保"区分既往症和非既往症人群，按不同比例赔付。既往症人群指投保日期前两年内登记或享受上海市职工门诊大病或城乡居民医保大病待遇的人群；在爱心版中，前两年自费费用达到 1 万元以上的参保人，作为既往症人群。

2. 打造医疗健康生态圈——中国平安保险的大健康战略

近年来，随着互联网和科技的快速发展，互联网健康产业逐渐成为一个新兴市场。中国平安保险积极布局大健康领域，推出了平安健康这一在线健康管理服务平台，以实践其大医疗健康战略。

（1）战略定位。中国平安保险的大健康战略定位在于通过线上线下的方式，整合优质医疗资源，搭建一站式、全流程、O2O 的健康管理及医疗服务平台。平安健康作为其中的重要组成部分，旨在通过互联网科技手段，提高医疗服务的效率和便捷性，改善人们的就医体验。

（2）业务布局。平安健康通过 App 和网站等渠道，为用户提供在线问诊、药品购买、健康管理等服务。用户可以通过手机或电脑随时随地进行医疗咨询并获得帮助，大大缩减了看病的时间和成本。除了线上服务外，平安健康通过与多家医疗机构合作，为用户提供线下的医疗服务。截至 2021 年 12 月末，在国内，该企业自有医生和外部签约医生超 4 万人，合作医院超 1 万家，覆盖 99% 的三甲医院，实现百强医院全覆盖；合作健康管理机构 9.6 万家；合作药店 20.2 万家，全国药店覆盖率约 34%……这些如同毛细血管的医疗资源，使中国平安保险得以提供"到线、到店、到家"的线上和线下服务，从而覆盖健康管理、疾病管理、慢性病管理、养老管理四大业务场景，形成客户服务的闭环。用户可以通过定期的健康检查和健康咨询，及时了解自己的健康状况，并采取相应的措施进行改善。

（3）技术支撑。平安健康的成功离不开科技的支撑，利用云计算、大数据、人工智能等技术手段，显著提高医疗服务的效率和质量。例如，通过智能问诊系统，快速准确判断用户病情，并提供相应的治疗方案；通过健康云平台，收集和分析用户的健康数据，为健康管理提供科学依据。

（4）面临挑战。中国平安保险的大医疗健康战略在实施过程中，虽然取得了一定的成效，也面临着一些挑战。①医疗资源整合。医疗资源分布不均、信息不对称等问题，导致平安健康在整合医疗资源时面临一定的困难。如何与各类医疗机构、专家团队等建立合作关系，实现资源的有效整合和优化配置，是平安健康需要解决的重要问题。②信息安全与隐私保护。随着互联网技术的不断发展，用户对医疗信息的安全性和隐私保护要求越来越高。如何确保用户信息的安全与隐私保护，避免信息泄露和滥用风险，是平安健康必须重视的问题。③医疗质量问题。在线医疗服务缺乏面对面的交流和直观的医疗服务质量评估机制，用户对医疗质量的信任度可能会受到影响。如何提高医疗服务质量，建立用户信任，是平安健康需要解决的关键问题。④医保与商保对接问题。虽然平安健康可以与医保和商保进行对接，但在具体实施过程中可能会存在一些问题。例如，医保与商保的报销范围、报销比例等问题可能会导致用户使用平安健康时的实际支付费用与预期不符，从而影响用户的使用体验。

（5）总结展望。回望新医疗改革10多年的发展，数字化的不断发展使其在连接和整合各医疗要素、提升医疗体系运行效率等方面取得了重要突破，推动我国朝着构建中国式健康维护组织（Health Maintenance Organization，HMO）模式进行渐进式的演进。通过对平安健康这一案例的详细介绍，我们可以看到其在"健康保险＋健康管理"领域的战略布局和实践成果。它的成功离不开其在"医、药、数、保"四大核心能力领域的持续强化，通过金融保险、互联网数字技术的赋能，以及线下医疗资源的充分布局，该公司打造了一个服务闭环的大健康生态圈，为用户提供全面的健康服务。

（二）国外健康管理与保险的融合实践

"他山之石，可以攻玉"，汲取国际相关发展经验，有利于我国健康保险市场打破发展困局，实现"商业健康保险＋健康管理"融合模式的良序运营。

1. 美国：HMO 模式

HMO 模式是一种整合了健康管理和医疗保险的医疗组织模式，旨在通过预防、健康管理和成本控制来提供高质量、全面的医疗保健服务。HMO 模式采用固定费用制度，其会员通常需要支付固定的会费，无论他们是否就医以及就医多频繁。这一费用通常相对较低，使患者可以更容易地预算医疗费用。HMO 模式会员通常需要支付相对较低的自付费用，包括看医生、开处方药和医疗检查等费用。这有助于减轻患者的负担。HMO 模式建立了一个由医生和医疗机构组成的网络，会员必须从这个网络中选择医生和医疗机构，这有助于控制医疗费用，并确保患者接受一致的医疗护理。HMO 模式通常提供全面的医疗保障，包括基本医疗、紧急医疗和一些特殊医疗服务，会员可以在网络内获得覆盖的医疗服务。HMO 模式强调预防和健康管理，通过定期健康检查、疫苗接种和健康教育来促进会员的健康，这有助于预防疾病和降低医疗费用。HMO 模式通常需要选择一个主治门诊医生，由此门诊医生来协调和管理会员的医疗护理，包括转诊至专科医生的需求。

HMO 模式的优势在于它强调预防和健康管理，通过协调医疗服务来提高医疗质量，并控制医疗成本。然而，这一模式也有一些限制，例如会员必须在网络内选择医生，不够灵活，而且可能需要门诊医生的转诊才能看专科医生。总之，HMO 模式是健康管理与保险融合的一个成功案例，它强调健康管理和医疗保险的结合和相互促进，提高了服务质量并有效控制了成本。

2. 南非：激励健康行为的健康保险

A 公司是南非的一家重要的健康保险供应商，该公司在产品设计过程中推出了一种"活力计划"，是第一个激励健康行为的保险公司。该计划引导会员通过运动、健康饮食等行为获得积分来提高健康等级，进而获得折扣、现金返还等优惠，从而达到让会员提高健康生活质量的目的。该计划基于可穿戴设备追踪健身和健康数据的交互式保险（通过苹果手表、智能手环来提取健康运动数据），运用监测到的客户健康数据来灵活调整保费。同时，高频次的交互提高了保单持有人和保险公司的黏性。该公司于 2018 年进行寿险转型，彻底停止了传统保单的承保，开始只销售"活力计划"保单，足以说明该公司在实践过程中得到了明确的正向反馈，保险和健康管理共同发展势头良好。

执笔人：李力

参考文献

［1］朱铭来，陈思颖."保险＋健康管理"模式的实践探索与未来展望［J］.中国保险，2022，（08）：18-21.

［2］苗双麒，王阔."健康管理＋保险业务"协同发展模式研究——基于对美国联合健康模式的思考［J］.上海保险，2018，（08）：40-44.

［3］刘艳飞.健康管理：概念、产业边界及发展动力［J］.中国卫生事业管理，2016（09）：644-647+660.

［4］许飞琼.中国多层次医疗保障体系建设现状与政策选择［J］.中国人民大学学报，2020（05）：15.

［5］宋占军，李钰.保险公司健康管理的国际探索与中国实践［J］.中国保险，2022（08）：26-30.

［6］World Health Organization. The world health report 2000：Health systems：Improving performance［M］. World Health Organization，2000.

第七章
功能性食品产业

功能性食品是提高身体健康水平和防治慢性疾病的重要手段，是大健康产业中最具市场潜力和发展前景的行业之一。与一些发达国家的功能性食品产业相比，我国功能性食品还存在着产品功效性成分有限、产品价格同质化严重、缺乏监管和认证标准、行业信誉不高、高新技术含量偏少等问题。因此，本章重点阐述大健康背景下功能性食品产业发展前景、趋势和实践。

一、功能性食品的开发背景及相关概念

（一）功能性食品的开发背景

功能性食品在提高身体健康水平和防治慢性病方面发挥着极其重要的作用，涵盖特殊医学用途配方食品、特殊膳食、营养食品、保健食品等。日本为了改变人们的健康观念，减少医疗费用的支出，最早研发了功能性食品。近年来，随着我国亚健康人数的增多，国内也逐渐重视研发生产功能性食品来满足人们的需求。

功能性食品除了具备食品的第一功能（满足人体对热能和各种营养素的生理需要）和第二功能（满足人们口味嗜好的要求，体现在色、香、味、形等方面）外，还有其突出的特性，即第三功能（能起到调节人体机能的作用）。

（二）功能性食品相关概念及内涵

1. 营养素的概念及内涵

营养是人体摄入、消化、吸收、利用食物中各种营养成分，满足机体生理需要的生物学过程。营养成分是指食品中具有的营养素和有益成分，如蛋白质、水分、膳食纤维等营养物质。营养素是指食物中

可给人体提供能量、构成机体成分和组织修复以及具有生理调节功能的化学成分，是为维持机体繁殖、生长发育和生存等一切生命活动和过程所需要从外界环境中摄取的物质。

根据人体对各种营养素的需要量或体内含量，可将营养素分为3种宏量营养素（碳水化合物、脂类、蛋白质）、3种微量营养素（维生素、矿物质、纤维素）和水，共七大必需营养素。其中，维生素又被分为脂溶性维生素（维生素A、D、E、K）和水溶性维生素（维生素C、B族维生素）；矿物质又被分为7种常量元素（钙、镁、钾、钠、磷、氯、硫）和8种微量元素（铁、碘、锌、硒、铜、钼、铬、钴）。同时，B族中主要有维生素 B_1（硫胺素）、维生素 B_2（核黄素）、维生素 B_3（烟酸、尼克酸或维生素PP、抗癞皮病因子）、维生素 B_6、维生素 H（又称生物素、维生素 B_7、辅酶R）、叶酸（又称为维生素 B_9、维生素M）、维生素 B_{12}（又称钴胺素）、泛酸（又称遍多酸）、胆碱。

2. 食物生物活性成分（功能因子）的概念及分类

食物中除了含有多种营养素外，还含有维护人体健康、调节生理机能及预防疾病的其他营养物质，这些营养物质被称为"食物生物活性成分"，又称为功能因子。

功能因子主要包括来源于植物的花青素、黄酮、叶黄素、多酚、有机硫化物、类胡萝卜素、皂苷、植物固醇、萜类化合物等植物化学物。植物性功能因子是植物自身为了防御各种环境因子而生成的。而主要来源于动物性食物的功能因子有褪黑素、辅酶Q10、硫辛酸、γ-氨基丁酸及左旋肉碱等。它们具有抗氧化、抗糖化、抗炎症、抗癌、抗老化等作用，对健康有各种各样的效果。

（1）花青素：植物中存在6种类型的花青素，分别为矢车菊色素、天竺葵色素、芍药色素、锦葵色素、飞燕草色素和牵牛花色素，是存在于植物中的水溶性天然色素。花青素的主要提取来源有蓝莓、桑葚、黑枸杞、紫葡萄等。花青素是目前强有效的自由基清除剂之一。花青素具有抗肿瘤、抗氧化、抗炎症等作用。

（2）姜黄素：安全无毒、无副作用，常作为天然色素应用于各个领域。姜黄素的生物活性包括抗炎、抗氧化、抗肿瘤、促进伤口愈合等作用。此外，姜黄素能使血清中成骨细胞分泌的蛋白质（骨钙蛋白）浓度增加，抑制破骨细胞的分化，使得骨质疏松症状得到缓解。

（3）辅酶Q10：辅酶Q10可作为一种有效的抗氧化剂，是体内组成呼吸链的必需成分，是电子传递链中的递氢体，维持线粒体膜电位，促进能量代谢，促进三磷酸腺苷(ATP)的合成。辅酶Q10是一种心肌细胞激活剂，为线粒体氧化磷酸化关键因子，可为心肌细胞提供能量，并具有抗氧化效果，同时还可降低血压水平，对高血压合并心律失常患者的治疗具有一定帮助。

（4）虾青素：虾青素清除自由基的能力比β-胡萝卜素高10余倍。虾青素能有效抑制细胞的氧化损伤和癌变，具有抗炎症、抗氧化、防紫外线辐射、增强机体抵抗力、抗心脑血管系统疾病等功能。

（5）水蛭素：水蛭素具有极强的抑制凝血作用和抗血栓形成作用，广泛应用于治疗和预防各种心脑血管疾病。水蛭素对抗炎、抗肺与肝肾的纤维化、治疗痛风、抗肿瘤、抗高尿酸血症等具有较好的效果，可用于多种疾病的临床治疗。

3. 功能性食品的概念及分类

欧洲功能性食品科学工作组对功能性食品的定义是，如果一种食物对身体具有超越营养生理作用的明显积极作用，从而改善健康状况、增进福祉、降低疾病风险，则该食物可以被视为功能性食品。我国功能性食品是指其成分能增强人体防御功能、调节生理节律、预防疾病和促进康复等。功能性食品属于食品范畴而非药物。它们具有特定的、经过科学验证的保健功能，如增强免疫力、抗氧化、减肥、促进生长发育、缓解体力疲劳等。

功能性食品不以膳食补充剂等药物剂型提供。功能性食品既适宜特定人群食用，又适宜健康人群食用。它涵盖保健食品、婴幼儿配方乳粉、特殊医学用途配方食品、其他特殊膳食食品、具有一定功能性（如增强人体体质、预防疾病、调节身体节律、恢复健康、延缓衰老）的普通食品等多个食品类别。

功能性食品根据加工工艺可分为强化食品、初级产品和高级产品 3 类。强化食品是最初级的功能性食品，又称之为第一代功能性食品，大多只是基于食品中的营养成分或强化营养成分来推断该食品的功能，但是这些功能性食品未经过实验证明或严格的科学论证，产品功效往往被夸大，所列功能难与实际效果相符。初级产品，又被称为第二代功能性食品，是指经过动物和人体实验确认具有某种生理调节功能的食品，但又不知道它的有效功能成分及使用数据的可靠性。高级产品，是指添加了从天然原料中提取出的有效成分功能因子的产品。这一类的功能性食品，不仅其特定的生理调节功能经过动物或人体实验证明可靠，并且还能提供明确的化学结构、含量及其作用机制。

目前我国中药保健品处于第五代，其产品的组成、配料表均标准明确，产品的实用性、售后、安全性等方面也更为完善。中医药保健品在减肥、降脂、抗氧化、防衰老等方面不断研究创新出新的产品。

二、国内外功能性食品发展的新业态及新趋势

（一）国内功能性食品发展的现状及问题

功能性食品在我国市场上出现已经有十几年时间，发展势头仍然未减。2014—2019 年，我国获批准的中药保健食品（包括纯中药、含中药或含中药提取物）共 2820 个，占获批保健食品总数的 46.95%。对于我国的功能性食品产业来说，目前面临着产品功效性成分低、产品价格同质化严重、行业信誉度低、高新技术含量较少的问题。

1. 功效性成分使用量有限，或将影响产品功效的发挥

功能性食品原料的剂量大小决定着产品能否发挥功效。由于功能性食品属于普通食品范畴，存在着产品功能性成分添加量上的限制，以及部分功能性原材料无法使用的限制，这些规定都将影响产品功效的发挥。此外，目前中药类保健食品中的组方多运用传统的中医辨证理论和经验，以复配为主。中药复方中的活性物质群通过多个靶点和多途径的整合作用，呈现出多效性。中药功效成分与非功效成分的协同和拮抗作用仍未清楚，因而，目前保健食品的具体功效成分较难确定。有资料显示，在被调查的 150 种中草药中，仅有 61.3% 的保健食品能将有效成分研究清楚。

2. 产品价格高，同质化严重

功能性食品存在同质化问题，品牌力、凝聚力不强，复购率不高，品牌塑造营销成本高，产品利润空间不大，经营难度较大，产品生命周期极短。

3. 国家缺乏监管和认证标准，消费者难以分辨产品质量好坏

目前国家层面暂未出台关于功能性食品产品监管和认证标准，导

致无法及时对功能性食品的生产、加工、质量和含量等进行规范统一的管理，而消费者仅能根据产品宣传对产品进行判断，这将影响消费者对产品的信任。

4. 产品的技术含量不高，企业在生产及质控方面存在不足

一些功能性食品生产企业单纯追求暴利，有的企业直接使用制药厂生产设备加工功能性食品。具备十万级无尘车间生产功能性食品的企业还不到 1/3。半数以上的企业在压片、造粒、灌装过程中存在手工操作环节。企业不重视对生产环境、工艺和生产人员的监管，许多不良生产工艺对产品卫生质量的影响被忽略。

综上所述，功能性食品是对食物的一种高层次特殊需要，有着很好的发展前景，将随着社会发展、科技进步以及其所显示的社会效益和经济效益而进一步发展，但由于存在很多方面的不足，值得引起有关管理部门和保健食品生产企业的重视。

（二）国外功能性食品发展的现状及趋势

欧美和日本等由于在功能性食品上的研究起步较早，技术和生产设备较为先进和成熟，因此在功能性食品的研究上仍处于领先位置。有研究显示，全球功能性食品的销售总金额已达 2000 亿美元，其中，第三代功能性食品占功能性食品的比重为 50%。又由于欧盟最近批准了在食品（乳制品、肉制品、饮料）中使用植物甾醇，这些产品的市场重要性还将继续显现。其中欧美国家功能性食品销售额排在前位。

1. 美国功能性食品发展的现状及趋势

美国是全球最大的健康产品市场，美国健康食品的发展领跑世界保健食品。在美国第三代功能性食品中，销量排名前几位的包括维生素和矿物质类、天然产品类、鱼油类、蜂产品等。美国的第三代功

能性食品具有产品种类丰富、价格便宜、科技含量高且功能活性成分含量高的特点。美国保健食品发展速度居世界前列，主要有以下几个原因。

一是市场监管完善和违法成本高昂。1994 年美国出台了《膳食补充剂健康与教育法》，严禁对保健食品进行虚假宣传，对保健食品生产企业发布虚假违法广告给予重罚。同时，消费者还可提起巨额诉讼索赔，企业违法成本高昂。

二是科学技术进步推动了保健食品的发展。美国生命科学的发展，使得人们通过营养素及功能性食品的摄入实现了机体机能调整，从而推动了保健食品的发展。

三是理念的更新加速了保健食品的发展。随着欧美国家回归大自然热潮的推进，保健食品的制造相当部分是以天然材料为主，比如多选用一些富含膳食纤维、低脂肪、低胆固醇、低糖、低热量且满足人们取粗、取天然、取清淡要求的天然原料。

四是品牌运营能力是企业制胜关键。前瞻产业研究院发布的《2017—2022 年中国保健品行业市场前瞻与投资规划分析报告》显示，2010—2017 年美国保健品牌在华销售额呈现快速上升趋势，年均复合增长率达到 30%。

2. 日本功能性食品发展的现状及趋势

日本食品分为一般食品和保健功能性食品两类。其中，保健功能性食品分为特定保健食品、营养机能食品和功能性标示食品 3 类。特定保健食品实行审批制，进入门槛高；营养机能食品的产品成分及用量需经过科学认证，产品才可以上市销售；功能性标示食品上市前 60 天企业向消费者事务厅备案即可。日本针对保健功能性食品进行了多次政策调整，在市场增速放缓的情况下，每次政策的完善都刺激了健康食品行业整体市场规模的增长。

（1）特定保健食品。截至 2020 年，日本特定保健食品实际获得许可的产品共有 1071 个，市场规模达 5610 亿日元，由 150 家企业持有。2015 年以后特定保健食品许可产品数量和市场规模增速皆呈下降趋势，说明市场发展成熟和趋于饱和。

（2）营养机能食品。营养机能食品，是指提供以补充身体健康生长、发育和维持健康所必需的特定营养成分的食品。该类产品可用成分和用量需按照规定使用，包含 13 种维生素、6 种矿物质、1 种脂肪酸，用于补充日常饮食摄取不足的营养成分。其功能已经由科学证据证实，符合营养功能标准规定的要求，无须审批或注册。

（3）功能性标示食品。从认证产品数量来看，截至 2021 年日本功能性标示食品认证累计达 4712 件，仅 2021 年数量就达 691 件，同比增长 39%，说明每年的功能性标示食品认证产品数量呈现高速增长态势。

（三）功能性食品发展的新业态

在全球食品生产领域，功能性食品所占市场份额逐步扩大，年销售总额以 8% 的速率增长。国际上功能性食品研发和消费地区主要集中在美国、欧盟及日本，排在第一位的是美国，50% 以上的市场份额都集中在美国。

我国功能性食品市场发展前景良好。在我国大健康产业快速发展背景下，未来的功能性食品市场在新原料、新功能因子、新食品形式、新技术开发等方面都将面临新机遇。

1. 新原料开发

功能性食品新原料的开发可以从传统食材或中草药中进一步挖掘，也可以从拓展新资源食品研究入手。比如从功能性食品原料使用最多的钙、铁、锌、硒、维生素 C、维生素 D、维生素 E 等入手，或从功能性食品原料中提取的大豆异黄酮、银杏提取物、原花青素入手。另外，功能性食品研发也可以从中药材应用最多的西洋参、当归、虫草、枸杞、阿胶入手。

2. 新功能因子发现

得益于食品工业技术的发展，受困于亚健康及亚临床的人群可以基于新功能因子的发现得以矫正恢复。如应用于骨科的骨肽粉产品，它本身含有活性肽、磷、有机钙、氨基酸等成分，由于具有多种生物活性成分，可以实现减轻疲劳感、提升免疫力、补充氨基酸、调节肠道系统等功效。

3. 新食品形式开发

我国新食品形式的功能性食品主要集中在软饮料、糖果糕点、乳制品、焙烤食品和婴儿食品等领域。如新资源食品中有调节机体功能的 γ - 低聚糖、菊粉等，提高免疫力延缓衰老的螺旋藻、卵磷脂等功能性食品，以及富含调节肠道菌群功能的益生菌产品等。

4. 新技术开发

各种食品生产研发技术都为功能性食品的发展创造了必要条件。目前可用于功能性食品研发的新技术主要包括生物工程技术、分离提取技术、粉碎与干燥技术、微胶囊技术、杀菌技术等。

（四）功能性食品发展的前景及趋势

2020 年我国功能性食品消费市场规模超 2700 亿元，2018—2020 年产值增速超过 15%，2020—2021 年大量功能性食品创业公司涌入市场，由此可见我国功能性食品行业发展前景及趋势可观。

1. 天然原料的使用较为广泛

目前我国功能性食品的鲜明特点是大多数以传统食物、动植物等天然物质为原料，尤以中草药为主要原料。但从功能性食品发展趋势看，明确与功能性食品功能相应的功效成分是发展方向。我国功能性食品要进入国际市场，明确功能因子的成分和化学结构是首要任务，同时应用先进的工艺技术，如膜分离、热压反应、临界萃取、生物工程等提高功效成分含量，进而生产出富含明确功能因子的第三代功能性食品。这必将进一步促进功能性食品质量的提高。

2. 科技引领开发适用于不同病症的功能性食品

针对我国居民营养过剩等问题，可研发和创制适用于肥胖症、糖尿病等代谢综合征类疾病的功能性食品，尤其是将花粉、珍珠粉、螺旋藻等作为功能性食品的原料，开发一些特殊的功能性食品是目前的流行趋势。同时，参考国外功能性食品的成分添加原料，比如草药、益生元，研究开发新的功能性食品。还可以在功能性食品营养开发研究中添加营养素，比如将钙、锌、铁、硒、氨基酸等作为功能性食品的营养素。当前市场上很多营养功能性食品受到广大消费者的青睐。

3. 适时研发具有中国特色的第三代功能性食品

目前，环境污染给人们的健康带来了较大的威胁，造成一些有毒有害物质残留在体内，所以研究开发减少各种环境污染对人体危害的第三代功能性食品成为热点，比如将锌、B 族维生素、硒、谷胱甘肽和金属硫蛋白等膳食中的营养素应用到功能性食品中，这些成分对化学毒素的排出具有促进作用。

4. 顺应国外功能性食品市场发展趋势研发特色功能性食品

目前，国外功能性食品市场呈现的特点是通过高科技制作的低热量、低脂肪的功能性食品较多，保健茶、中草药等植物性食品销售越来越好。分析功能因子的构效、量效关系及作用机理，在第三代功能性食品研制上十分必要。研究表明，抑郁症可通过膳食得到改善，二十二碳六烯酸、维生素 C、维生素 B、锌和卡瓦胡椒等典型配料对抑郁症具有改善作用。因此，功能性食品产业在改善抑郁症等相关产品的开发上具有较好的发展趋势。

5. 根据我国国情开发出适合儿童和青少年的功能性食品

据统计，我国儿童和青少年的总体近视率为 53.6%，呈低龄高发态势，已成为一个亟须解决的大问题。因此，改善儿童和青少年的视力便成为社会普遍关注的问题。目前，已有科学证实某些营养素对视力的改善具有促进作用，如维生素 A、维生素 B$_1$、锌、硒、叶黄素、玉米黄质等。因此，可注重对改善视力方面产品的研究和开发，从而进一步改善我国儿童和青少年的视力问题。

三、功能性食品产业的典型案例

（一）我国功能性食品

我国的功能性食品消费市场规模不断攀升，年产值增速已经超过15%。知名的功能性食品企业也不断涌现，功能性食品不断开发推出，发展前景广阔。

其中，云南白药集团的"创新功能糖果"是利用微囊包裹技术，将姜黄素、叶黄素酯、虾青素等功能原料与云南特色原料相结合，打造出虾青素胶原蛋白软糖、姜黄软糖、叶黄素酯蓝莓果汁软糖等系列功能性食养糖果，补充人体所需的胡萝卜素、类胡萝卜素等。除此之外，云南白药研发团队深挖三七花、茎、叶、根等不同部位提取物，将多种药食同源药材重新组合，采用现代萃取技术，充分提取精华成分，有效保留原植物的香气、口感和功效成分，用于改善睡眠、免疫力低下以及脾胃虚弱等症状。

猴头菇又名猴头，既是美味食材，又是药品原料。作为食材，它是名贵菜肴。作为药材，猴头菇经加工制成的猴菇片，具有养胃和中的功效，用于胃、十二指肠溃疡及慢性胃炎的治疗。现代医学证明，猴头菇对消化不良、胃与十二指肠溃疡、慢性胃炎等多种肠胃病有显著疗效。江中集团针对时下年轻群体"胃不好"现状，瞄准养胃早餐市场，在坚持制药标准基础上，较早开始了将猴头菇与食品结合的探索。其中，猴姑饼干是江中集团以猴头菇做原料，以制药的标准研发生产出来的。猴姑米稀的配方源自中医健脾养胃经典方——参苓白术散，主要原料为人参、砂仁、山药、茯苓、莲子、白扁豆、薏苡仁等药食两用材料，并以"热食"的形式为胃病患者提供更加符合传统中医养胃习惯的早餐。

（二）美国功能性食品

美国的第三代功能性食品产业种类繁多，科技含量高，功效成分高。常见的第三代功能性食品有维生素和矿物质类、天然产品类、鱼油类、蜂产品类等。知名的美国功能性食品企业有很多，它们引领着世界功能性食品产业的发展。

其中，美国的健安喜（GNC）是以生产维生素为主的企业。据有关统计显示，GNC 在全球拥有超过 5000 家连锁专卖店。在亚洲地区，GNC 在新加坡、菲律宾、日本、马来西亚、印度尼西亚、泰国等均设有连锁店。美国的天维美（Nature Made）食品企业，以销售深海鱼油为主，主要面对的消费人群是中老年人以及孕妇。Nature Made 所有产品均经美国食品药品管理局的认证，具有美国药典（USP）及药品生产质量管理规范（GMP）双重严格质量认证保证。Nature Made 也是美国医师推荐品牌之一。美国的康宝莱（Herbalife）是以销售营养代餐为主的企业，康宝莱代餐产品在中国的市场占有率高达 91%。它在全球 90

多个国家和地区均设立分公司。美国的自然之宝（NBTY）是以销售膳食补充剂为主要业务的企业，以生产纯天然的膳食补充剂为主。有关数据显示，目前 NBTY 占中国运动营养品市场份额的 20% 左右。

执笔人：郭丽君　张岚

参考文献

［1］李婷婷，朱勇辉，史书林，等.功能性食品的研究进展［J］.现代食品，2022（18）：79–81.

［2］胡万明.功能性食品研究现状及发展前景［J］.现代食品，2018（13）：01–03.

［3］程音.功能性食品发展现状与趋势［J］.食品安全导刊，2023（05）：108–110.

［4］宗蕊，郭斐，王霸，等.美国、欧洲、日本营养健康产业发展历程及对我国营养健康产业发展的启示［J］.粮食与食品工业，2017（06）：01–05.

［5］李洁傲.功能性食品的安全性和有效性检测方法研究［D］.辽宁师范大学，2016.

［6］冯冰，韩军花，张坚，等.特殊医学用途配方食品法规概述及管理建议［J］.中国卫生标准管理，2014（10）：88–91.

［7］田明，王玉伟，冯军，等.我国功能性食品与保健食品的比较研究［J］.食品科学，2023（15）：390–396.

［8］石贺，寇秋爱.中药保健品市场发展前景的分析与展望［J］.中医临床研究.2020（27）：142–143.

［9］幸春容，胡彦君，李柏群，等.大健康产业背景下中药保健食品发展浅析［J］.中国药业，2020（18）：19–21.

［10］林寒寒.浅析中药类保健食品的安全性［J］.中国乡村医药，2020（11）：25–26.

［11］艾瑞咨询.中国保健食品及功能性食品行业研究报告［R］.2022.

［12］宁兆君.国内外功能性食品监管对比及发展新动态研究［D］.华南农业大学，2019.

［13］杨华.发掘中医食疗传统瑰宝　发展健康养生食品产业［N］.中国食品安全报，2018-06-30.

［14］赵倩，王苛宁，刘永忠.功能食品的分销渠道策略①——以江中猴姑饼干为例［J］.中国商论，2016（29）：11-12.

［15］王凤华，郭佳，吴正景，等.植物花青素合成的环境调控研究进展［J］.中国野生植物资源，2024（02）：78-83.

［16］朱玉磊，汪正鑫，于文博，等.花青素药用价值研究进展［J］.安徽农业大学学报，2023（06）：1082-1091.

［17］黄晗丹，杨柳青，姚经经，等.姜黄素在牙周炎防治中的研究进展［J］.现代口腔医学杂志，2024（01）：49-53.

［18］魏瑞芝，刘广志，王乐涛，等.姜黄素的研究进展［J］.食品安全导刊，2022，（01）：169-171.

［19］张玉如，田旭萍，肖伟，等.基于系统药理学研究水飞蓟治疗肺癌的作用机制［J］.中草药，2022（11）：3357-3366.

［20］韦良开，白心亮，李瑞，等.水飞蓟的生物学功能及其在畜牧业中的应用研究进展［J］.动物营养学报，2021（09）：4882-4889.

［21］伊加提·司马义，帕合热丁·努尔麦麦提，阿布都乃比·麦麦提艾力.辅酶Q10对冠心病心肌缺血再灌注损伤大鼠心肌细胞凋亡的影响［J］.中西医结合心脑血管病杂志，2022（10）：1760-1765.

［22］刘翠，高翔.辅酶Q10辅助治疗老年高血压合并心律失常的疗效及作用机制［J］.国际老年医学杂志，2023（02）：218-222.

［23］杨晓东，彭联明.虾青素对2型糖尿病合并骨质疏松症老年患者氧化应激水平及骨密度的影响［J］.中国现代医生，2022（07）：1-4.

［24］解举民，段卓，周小曼，等.水蛭素功能研究进展［J］.湖北理工学院学报，2020（03）：53-57.

［25］柳志诚，方永晟，杨国华，等.水蛭素的药理作用研究进展［J］.中国医药科学，2022（21）：56-59.

［26］Kinga Topolska, Adam Florkiewicz, Agnieszka Filipiak-Florkiewicz. Functional food-consumer motivations and expectations［J］. Int J Environ Res Public Health, 2021（10）：5327-53.

第 八 章
健康支持性环境营造产业

健康支持性环境营造是指在促进人群健康的过程中，合理制定和实施政策，倡导有利于健康的社会规范和共识，创造健康、安全、愉悦的生活和工作环境，系统地评估环境对健康的影响，以保证物质环境、社会经济环境和政治环境有利于健康的发展。伴随人口老龄化的加速发展，我国政府高度重视社区建设在提升老年人生活质量中的积极作用，探索建立老年友好型社区创建工作模式和长效机制，营造有利于老年人居住生活的健康环境（包括空间、服务和人文环境），最大限度提升老年人的独立生活能力和健康水平，这是有效缓解我国社区和居家养老压力、应对人口老龄化挑战的重要解决方案。

一、健康支持性环境的相关概念及主要分类

（一）健康支持性环境的概念及发展历程

有关健康环境的研究最早可追溯至罗马时期，希波克拉底（Hippocrates）提出自然环境是促进身体健康的核心，他认为自然环境在人类的发病原因中扮演着决定性角色。自人类步入现代化社会后，随着城镇化建设和人口的快速增长，拥挤、贫困、犯罪和人口老龄化等问题接踵而至。1986年世界卫生组织开展卫生城市规划，以解决城镇化带来的种种问题。同年，《渥太华宣言》明确提出了促进健康的五大纲领：一是确立健全的公共政策，二是提供支持性环境，三是加强社区行动，四是发展个人技能，五是重新定位卫生服务方向。此纲领是促进人类关注生存环境的重要里程碑。

1991年世界卫生组织在第三届全球健康促进大会上探讨了关于人类安全和生存条件的问题，认为全球有数百万人居住在非常贫困或健

康遭到侵蚀的环境中，我们有必要为其提供良好的物理、社会、文化和政治环境，以提高全民健康水平。1998年，世界卫生组织确立了健康支持性环境的定义：公民宜居的社会、家庭、工作场所和设备，可使其免遭健康威胁、获取健康信息、开发主动健康能力的自主性环境，主要包括软环境（社会发展环境、政治和文化环境）和硬环境（自然环境和人造环境）。

按照世界卫生组织对健康的定义，身心健康不仅指在身体上没有病痛，而且要在精神上及社会适应方面呈现出良好的状况，并且拥有可以改善其生活水平的资源。所以，健康是幸福生活的一个来源，而不仅是生活的目标。健康还在城市规划发展史上起到了核心的促进作用，早期的城市规划专家在设置城市的各项功能时，就在思考怎样提高健康水平、保障安全以及促进可持续发展的生态平衡。

（二）健康支持性环境的定义及主要分类

做出健康的选择不仅在于个人自律，有利的环境能够促进健康的选择，当前人们对于健康的诉求已从被动治疗转向主动预防。从环境的视角来看，健康环境的建设也从单纯的医疗环境扩展至日常生活场所，尤其是在当前人口老龄化不断加剧的大趋势下，老龄人口的健康水平与健康支持性环境的建设程度变得息息相关。因此，学界和实践领域对于健康支持性环境的分类及其主要影响因素的研究也把更多的重点聚焦于老龄群体。

根据世界卫生组织对健康支持性环境的定义以及有关领域的前述研究成果，利用专家访谈、类型学分析等方式，学界把健康支持性环境的影响因素分成5个类别：①制度性支持，即健全的公共政策和有关法律标准，使健康促进过程有法可依、有章可循也具有强制力；②工具性支持，即物质（硬件设施供给、经济援助）和行动（服务）支持；③社交性支持，指个人参与的以放松娱乐为目的的社会交往活动，使个人能够逐渐形成情感归属；④情感性支持，即由亲密的朋友带来的激励、抚慰、信赖、理解、关爱与关怀；⑤信息性支持，即在遇到或解决问题的过程中提供可行的建议、技术、知识、信息等。

1. 制度性支持

创建健康的支持性环境并不能由单纯的健康促进机构或者其他公共部门完成，跨部门协作、社会参与和社区增能是其核心要素。政治承诺是提供支持性环境的方式中最关键也最艰难的一环，建立健全公共政策和有关法律标准，使健康促进过程有法可依、有章可循也具有强制力，这是支持性环境的底线保障。

2006 年世界卫生组织提出以创建健康的动态社区为主要目标。世界各国的立法和有关政策一般概述如下：①提供或使用开放空间，并在城市规划制定中予以考量。②营造室内或户外适宜的活动环境、建设娱乐及健身的设施。③鼓励市民积极参与交通运输活动。④鼓励社会群体利用公众体育运动设施。⑤完善少年儿童校内和校外的活动环境。⑥组织策划常规的社会体力活动，把身心活动融入娱乐、文化中，提出最有利于大众分享身心活动的计划。⑦通过新闻媒体、专业组织、政府和机构增强社会意识，让大家认识体育锻炼的好处等。

2. 工具性支持

环境压力学说指出，工作场所的设置必须保证一个人的工作能力与环境压力间的动态平衡。以构建蒙特梭利的准备环境为例，在老年人长期生活的环境中融入蒙特梭利的理念有助于增进情感和积极情绪，从而提高老年人的活动参与度，并改善老年人的身心健康水平。蒙特梭利准备环境的建设准则是：一切环境均能够简洁且低成本地调整，以保障老年人的自由、自然、选择和兴趣，以此达到改善老年人身心健康的目的。在老年友好型社区的建设中，工具性支持的内容非常丰富，例如社区老年人住房的适老化改造、住宅无障碍设施的建设、社区养老服务机构或设施建设、社区老年人助餐服务、社会心理引导服务、自我健康管理指导服务、家庭医生签约服务、社区失能老年人照护服务等。

3. 社交性支持

许多实验结果都表明，是否有社交网络参与是老年人死亡率高低的重要影响因素。具有良好社交网络的人将生活得更加健康，因为社交网络可以促进健康信息的传递，从而提高与健康相关的行为规范（如与体育运动相关的健康促进行为）被社区居民广泛采纳并实施的可能性。与此同时，学界研究还发现，良好的社交网络能够充分缓解社交负担，有利于老年人的心理健康与个人快乐；老年人的社交网络不仅仅影响着老年人的生理层面，其对老年人的安全感、归属感和幸福感也会产生影响。

4. 情感性支持

老年人出现的心态变化与对应的调整由于个体差异会有不同，个性、生活态度、家庭情况和人际交往等因素都会对其产生影响。随着年纪增加，老年人身体状况发生变化，人与人之间的差距会对老年人心理产生不同程度的影响。相比于工具性支持，带给老年人情感上的帮助对其生命满意度的影响更大，我们更应该正视情感性支持在老年人身心健康适应上的重要作用。有研究者实际调查了近50名独居老年人，了解其对社区福利资源的需求后发现，他们对探望访视服务的需求最高，其次是电话问安服务，这两项大大高于对陪同就医、到家照料服务等的需求。这也可以说明独居老年人对情感性支持的需求大于对工具性支持的需求。

5. 信息性支持

我国老年人口数量快速增长，很多老年人无法使用智能手机，在旅行、看病、消费等生活中会遇到麻烦，"数字鸿沟"问题越来越突出。为进一步缓解老年人在使用智慧信息技术方面出现的问题，不断推进全面满足老年人需求的智能健康社区建设，2020年颁布《关于切实解决老年人运用智能技术困难便利老年人使用智能化产品和服务的通知》。该通知关注服务老年人的过程中触及的高频生活事项，重点采取为老年人提供更优质的电信服务、开展互联网适老化和无障碍改造专项行动、扩大适老化智能终端产品供给、切实保障老年人安全使用智能化产品和服务等措施，为解决我国广泛的老年人群体面临的"数字鸿沟""数字困境"等方面问题，提供了切实可行的解决办法。

二、健康支持性环境的新场景和新业态

（一）健康支持性环境的新场景——老年友好型社区

1. 老年友好型社区建设的背景及意义

为推动全社会积极应对老龄化，世界卫生组织于2005年在全球33个城市启动了老年友好型城市计划，许多政府文件提出了建设老年友好型社会，将其界定为通过提供健康护理、社会参与和安全服务来提高老年人生活质量，鼓励建设友好老龄化的社区，并明确了老年友好型社会建设的八大重要范畴：户外空间和建筑、交通运输、住宅、社区活动、尊重与社区接纳、公众活动与就学、沟通与资讯、社会支持与卫生服务。

世界卫生组织指出，到2017年，全球老年友好型城市和社区网

络已拥有 500 多个社区和组织成员。在世界卫生组织提出的框架下，近年来不同国家涌现出很多发展老年友好型社区的优秀经验和实践案例。譬如，英国住房建设部和地方政府与全球长寿研究中心提出的"终生社区"计划，关注人们在不同生命阶段的生活需求，强调通过优化普通社区、邻里环境的老年宜居性，帮助老年居民获得更高的生活质量。再如，美国在既有社区人口结构老龄化的基础上自然形成的退休社区，通过协调公共服务、创新养老服务模式和组织社会活动，帮助老年人留在原来的居住环境中安度晚年。

自 2000 年我国进入人口老龄化社会以来，国家和地方政府采取了一系列积极应对人口老龄化的对策。修订后的《中华人民共和国老年人权益保障法》明确提出国家推动老年宜居社区建设，引导、支持老年宜居住宅的开发，推动和扶持老年人家庭无障碍设施的改造，为老年人创造无障碍居住环境。2016 年，由全国老龄办、国家发展改革委、住房和城乡建设部等 25 个部门联合发布的《关于推进老年宜居环境建设的指导意见》，进一步对老年宜居环境建设的总目标作出了如下阐述：加强住、行、医、养等硬件设施环境的优化，提升新建住房的适老化水平，推动老旧住房的适老化改造，改善社区环境的适老化状况。2019 年，中共中央、国务院印发的《国家积极应对人口老龄化中长期规划》明确要求打造老年宜居环境，实施老年友好型社区建设工程。国家卫生健康委、全国老龄办 2020 年印发了《关于开展示范性全国老年友好型社区创建工作的通知》，2021 年印发了《关于开展 2021 年全国示范性老年友好型社区创建工作的通知》，提出推进老年人友好社会建设，在全国开展示范性老年友好型社区创建工作。

2. 老年友好型社区建设的主要内容

通过总结国内相关领域的研究，学术界针对当前我国老年友好型社区建设中存在的现实和前瞻性问题，从服务友善、人文友善、空间友善这 3 个维度，建立了包括卫生服务、护理服务、智能助老服务、社区参与、尊重关怀、再就业促进、房屋建设、交通出行、公共设施等 9 个细分层面 37 个重点指数的老年人友好社会评估制度，为老年人友好居住环境构建提出了探索性的工作思路。

服务友善：即建立以政府为引领、多元主体参与的社区老年服务网络，保障社区老年群体在生活照料、基本医疗、康复护理、安宁疗护等方面就近享受便捷的养老服务；充分利用现代科技手段，搭建社区信息化服务平台，助力老年人享受智能化养老服务。社区老年服务友善包括护理服务、卫生服务、智能助老服务 3 个核心要素。

人文友善：即营造积极友好的社区人文环境，形成老年人力资源开发机制，鼓励有能力、有意愿发挥余热的老年人积极参与社会各项事务，重塑老年人社会价值，帮助老年人获得满足感与效能感。社区老年人文友好包括社区参与、再就业促进、尊重关怀 3 个核心要素。

空间友善：主要涉及住房建设、交通出行、公共设施 3 个核心要素。住房建设主要反映社区老年群体居住空间的适老程度，交通出行主要包括公共交通的可及性与多样性、公共交通无障碍设施改造、社区出行道路无障碍化和社区主要交通道路人车分流，公共设施主要看社区生活圈范围内基础设施配置的完整及可达程度。

（二）健康支持性环境的新业态——社区适老化改造产业

老龄化已成为全世界共同面对的严峻挑战，而老年人的住房环境也对其生活品质产生了巨大影响。调查结果显示，住宅区的适老化改造意在通过对家庭环境、设施配备和服务等方面做出必要的调节与完善，以适应老年人的特殊需要，并改善其生活品质，提高社会的可持续性。

综合分析现阶段我国各地区的居家适老化改造情况，目前还没有形成统一标准，甚至在一些地方"一户一策"。各地居家适老化指标、实际状况的差异，也导致居家适老化的概念具有相应的探讨空间。适老化，亦即满足老年人的生存方式与需要。从我国社区居家养老的大背景看，适老化设计不仅仅是老年人所住房屋的适老化，也包括其所生存的社区环境的适老化。这就意味着可以从建筑、公共设施（商场、公园、诊所、校园等）修建、起居环境装修等方面进行适老化改造。同时，在推行"积极老龄化"的今天，适应老年人的需求已不仅仅是从家庭方面改善老年人生活，而且引导老年人主动融入整个社会、社区生活，并获得更全面的社区服务。

1. 我国社区适老化改造的市场空间与发展困境

我国当前的存量商品房中老旧房屋比例巨大，尤其是各大中型城市中心城区的老旧商品房拆迁成本高，以城市更新和内部环境适老化改造升级模式推进的可行性较大，其整体市场规模也非常可观。同时，由于横跨养老、家居装饰两大行业，适老化改造可为开发商、设计院、建筑产业平台商、老年商品供货商、装潢企业及社会养老服务商等创造商业机会。显然随着人口加速老龄化，房屋适老化改造的存量很大，但这个行业本身没有受到政府部门及整个社会的充分关注，使得相关行业发展相对迟缓，无法满足巨大的市场需求。现阶段，产业中的市场参与主体总量还不多，整个产业发展呈现出如下4个突出问题。

（1）市场参与者对适老化改造存在认知缺失。在住房建设高速发展的过程中，政府监管部门和住宅建设企业对于大多数住宅建设项目仍是以适应住房需要的基本层次考虑住宅的装饰、建筑设计，并未从适老化的层面考虑。不少人都觉得适老化是在一般住房的基础上设计坡道，让车轮可通过并安装扶手，配置适老化家具，并没有从老年人生理和心理需要方面入手，把适老化纳入房屋建筑设计、装修的各个环节。而适老化改造的内涵与成效也并不为大部分人所了解，市场参与者对房屋适老化改造存在较大的认知误解，认为适老化改造花费大、工程量大，缺乏经济性。这种认知误区进一步阻碍了适老化改造的产业发展。

（2）社区适老化改造标准暂不统一且缺乏专业性。适老化改造技术系统分为5个部分：综合规划、适老化方案设计、改装执行、产品适配、持续发展。在改造过程中，设计人员必须有意识地思考，如何防止老年人跌倒，构建紧急报警系统，以提高老年人如厕、起居环境的安全性和舒适度，并建立家庭空气与净水系统，使家庭装修设计绿色安全，以实现老年人生活起居的空间宽阔等。这些问题均十分专业，必须在改造前通过专门卫生管理师、养老评估师入户调研，针对老年人身体状况以及现有家庭环境制定具体的改造方法，这就要求医疗、养老有关学科背景的队伍一起协同完成。另外就市场端而言，当前适老化改造的具体措施和质量还没有形成统一标准，服务质量和专业化水平也无法得到有效保障，不利于适老化领域的健康发展。

（3）行业供给仍以政府采购为主，缺乏市场化发展途径。当前许多适老化改建工程项目都是由有关政府部门组织，确定改建地区和项目，开展项目招标并购买相应改建服务。市场端在这个过程中处在被动地位并且存在一定风险。许多企业服务商都缺乏市场化意识和竞争能力，仅仅奔着有关单位资助投入适老化改造工作之中，如果缺乏资助保障，后续根本无法存活，当前阶段良性的市场循环暂时还未能构建起来。

（4）市场需求集中于一、二线城市，且供给仍未能满足老年人需求。适老化改造目前还是处于起步、试验层面，所以主要集中在北京、上海、广州、南京等经济比较发达的一、二线城市，但其他地区对适老化改造的需求量其实也很大。我们必须响应全国各地困难老年人的实际需要，以促进适老化改造工程向更多的地方推广。考虑到适老化改造的普及力量不足、老年人购买能力受限，怎么大力推广一直都是较难解决的问题。

2. 社区健康环境适老化改造的未来发展趋势及思考

当前，有关政府文件已在指导性方面开启了市场化建设的窗口，从实务方面推动适老化建设，未来适老化改革的有关领域方应怎样积极响应政府部门号召、拥抱市场需求、探寻新开发方式呢？

（1）从需求方实际需要入手，分级分类进行改造。市场参与方要从老年人的实际需要入手，采取多样化的房屋适老化改造措施，"一户一设计"。《老年人建筑设计规范》把老年人分成了自理老年人、介助老年人和介护老年人，这3类老年人都有不同的要求。自理老年人以防治为主，在改造时要注重训练老年人独立生存的能力，进行合理适老化改造，避免意外状况的出现；介助老年人需要安全的助力，协助其进行自理生活，恢复自尊；介护老年人要求较高程度的适老化环境。笔者在日本的适老化改良试验中看到，他们把适老化改造方案分成了5个层级，以不同的层级对应老年人在各个时期的房屋和设备的适老化水平。随着层级的提升，适老化配件整合与科技应用同时提升，顺从居住者的生活方式，使房间的改建具有相当高的灵活性。在借鉴这些方法时，尤其要注意事先进行上门评定。

专栏 8-1：居家适老化改造智能测量与评估系统

这是一款由中国电子工程设计院股份有限公司设计开发的，专门服务于适老化改造评估机构的居家适老化改造智能测量与评估系统。传统适老化改造评估人员入户后需要与老年人进行大量交流与沟通，效率低下的同时也很难让老年人直观理解最终改造方案。而通过这款系统，评估人员入户后首先利用系统的激光雷达扫描与三维重构功能对老年人居住空间进行现场扫描与重构，以作为后续深化设计和施工的依据；然后通过系统的智能评估功能对老年人的身体能力和空间缺陷进行智能化评估，可即时生成个性化改造方案；利用系统的增强现实方案生成功能，可对当前空间进行现场设计与实时展示，向老年人讲解并共同探讨最终改造方案。该系统跨平台性强，支持网页版、微信小程序与移动端 App，降低了适老化改造企业针对系统适配的准入门槛。该系统的推广可提升适老化改造评估人员的上门评估效率，降低适老化改造行业上门评估人力成本，并在评估过程中大幅提升老年人对最终改造方案的理解与体验。

资料来源：中国电子工程设计院股份有限公司。

（2）政府部门应主动培养各方力量，善于利用社会资源。针对日益增长的居家养老需要，单靠政府有关部门单方面的推进所能达到的效果十分有限。《关于加快实施老年人居家适老化改造工程的指导意见》中提出，激励和带动公益慈善机构、关爱公司和社会各界资源积极参与适老化改建；发动养老服务企业积极参与其中，开展上门照顾服务；鼓励装饰装修、家政服务、物业等各行业企业参与开展适老化改建服务。

事实上，随着更多的公司开始进入养老行业，我国在这个行业已经有非常巨大的市场基础。但是在初期，具体的实施路径还没有完善，跨界的合作还没有开展。就适老化改造问题来说，该领域涵盖了老年人日常生活的方方面面，我们可以跳出传统思维束缚，把更多的市场主体考虑在内，从适老化家具配置过渡到适老化环境的营造，从强调功能效用过渡到考虑整体的效用等。

（3）适老化硬件更新，应与适老化的软性技术相结合。适老化改造促进了社区居家养老的发展，这就需要我们超出硬件设备配置的层面，不局限于只在老年人家中安装一些产品，还要提供有利于老年人生活起居的配套服务。宜以人为本，强调适老化业务的增量供给，以提升社会居家养老的服务质量。目前，地方政府部门正积极推动社区的适老化改造，并探索实施"物业＋养老服务"，试点建立家庭照料床位。老旧住宅楼改建着力推进老旧住宅楼安装电梯，从硬件层面营造社会老年宜居环境。而"物业＋养老服务"模式也充分考虑到了物业公司和社区老年人之间的亲近性，可以运用其对所服务老年人的熟识度，对养老设施进行选择与出租，从而建立个性化的服务体系，并更好地进行事后的持续跟踪。家庭赡养床位的设定，则考虑使老年人可以在熟悉的家庭环境中生活养老。上述做法，尽管看起来与适老化改造无关，实际上仍从软性的角度促进了社区内居家老年人的生活便利性。

（4）打通价值链上下游，做到全过程规范化。虽然适老化改造在当前仍处在发展初期，据有关调研部门预计，目前适老化改造的市场规模已达到万亿元级，开发商、设计院、建筑产业平台商、老年商品主要供货商、装饰企业、社会养老服务商等，在动员他们加入其中的同时，还必须壮大市场产业链，以增进与各服务商的协作。

各行业中已经累积了大量承接老房改造的工程技术公司，在适老化项目的设计中，一定要寻求更专业的合作方一起设计开发项目，并完成项目。在老年人状况与家庭环境评价、养老用品专门配置咨询服务、适老化装饰咨询服务等各个领域充分发挥各个市场的资源优势与专长，共同发力，延长产业链条，提升专业度。

另外，全过程的规范也必不可少，服务、经营、行业协作、标准认定、人才培养等方面是一条产业链，这也要求有关政府部门和相关权威人士在标准制定方面构建起一定的行业标准，推动产业合规、理性发展，提高协作交流的有效性。

（5）不断推进技术创新，把适老化与信息化、智能化结合发展。随着人工智能、大数据、云计算等新兴技术的快速发展，更多的智能养老产业深入老年人的家庭生活环境中，小到天猫精灵、智慧灯带、应急呼救器，大到智能信息技术平台，都可提高老年人社区家庭生活品质。

信息化、智能化可以给老年人带来更方便的服务。适老化产品并不仅仅做加法，同时也要学习做减法，正如在我国业内提倡适老化的同时，也有人提出"去适老化"。"去适老化"不是说要将适老化产品去除掉，而是主张适度适老化，不追求"显性适老"，而是升级为"隐性适老"，从整个居家环境考量，多用新技术产品一键式处理一些具有巨大工程量的问题。

下阶段，有关政府部门和产业机构将会逐步出台更加精细的政策法规和相应操作规范。处在市场端的企业，则必须反思，怎样解读政策法规，运用政策创造的发展空间，探寻一种有效的市场化路径。适老化改造涵盖老年人保健活动的方方面面，行业参与者的破局一定要全面考量 B 端、C 端市场需求，切实从老年人生存环境入手，广泛开展市场协作，拓展价值链，持续创新发展。

三、健康支持性环境营造产业的典型案例

（一）从"老有所养"到"老有颐养"——上海市长宁区新泾镇绿园新村第八居民区老年友好型社区建设

绿园新村第八居民区位于上海市长宁区新泾镇，西临大虹桥，辖有淞虹公寓和协和家园（南、北）3 个自然小区，为商品房、动迁房、公租房混合型社区。辖区总户数 2331 户，人口总规模 6000 人左右，60 岁以上户籍老年人口 1346 人，占户籍总人口的 32.38%。近年来绿园新村第八居民区坚持党建引领，依托居民区党总支在册党员 174 人，充分挖掘社区党员能人骨干资源推行群众自治，凝聚"四位一体"参与社区共治，吸引居民群众主动参与家园治理，创建以"家园同心树"为特色的家园治理品牌。"家园同心树"以党总支为树根，通过"同心树家园理事会"机制，凝心聚力，深植于社区沃土中，以居民区"两委"班子为树干，支撑起社区共治，实现了社区老年人从"老有所养"到"老有颐养"。

1. 聚焦需求，为社区老年人画出七彩"长者记忆线"

2021 年以来，居民区党总支借力"一街一品"东风，继续以老年友好型社区创建为抓手，着力推进为老服务设施与项目建设：在政府架空线入地项目工程实施过程中，借力政府、企业等各方资源筹措资金近 300 万元，对小区原本坑洼不平的道路进行全面改扩建，为老年人建成家门口的幸福大道，并为幸福大道画上七彩"长者记忆线"。老干部赵吉人，耄耋之年的他个性要强，在修路之前总是走错楼道，误把隔壁相

仿的楼当成是自家的楼，自从画上"长者记忆线"之后，老赵沿着深蓝色的路线回家，再也没有迷路。这条"长者记忆线"现在更是成为小区老年朋友走亲访友的最美"提示线"。

2. 集智共建"乐健阳光岛"，老年人晒背有去处

协和家园小区都是小高层建筑，日照资源稀缺，让晒惯太阳的动迁居民很不适应，于是不少老年人搬来家中椅子坐在一处阳光充裕的道路拐角处，既不安全也影响小区内行车效率。绿园新村第八居民区在上海市老龄事业发展促进中心和上海交通大学健康长三角研究院的鼎力资助下，通过全过程人民民主协商，在阳光最充裕的安全区域修建起一座可容纳 10 余人共同晒背的"乐健阳光岛"。

3. 绿色低碳与为老服务融合，内外联动打造老年友好型社区健康支持性环境样板社区

绿园新村第八居民区 732 平方米的乐颐生境花园是目前上海最大的社区花园，也是修复城市生态、协调人与自然的社区示范点位。2020 年，乐颐生境花园以"会呼吸的城市社区生态系统"荣膺"生物多样性 100+ 全球典型案例"。白鹭翱翔、鱼翔浅底、蝶飞蜂舞的生境花园，使社区老年人不出家门就能亲近自然、感受自然，太极拳、八段锦等团队把这里作为最好的老年养生"秘密花园"。乐颐生境花园在建设之中努力做到"高颜值"与"适老化"兼备，被评为上海市"家门口好去处"。

绿园新村第八居民区在建设"绿八十景图"和"人文六脉"的宜居家园过程中，坚持将老年友好型社区创建贯穿始终，"绿八十景图"中的"老少同乐坊"就是根据社区老年人的生活需求量身定制的。辖区内淞虹公寓因建设较早，设计上缺少老年活动场地，乘着 2018 年上海开展全国居家和社区养老服务改革试点东风，匹配适老性改造专项

经费 40 万元，居民区党总支将一块旧场地改造为"老少同乐坊"广场。广场上还安装了多套老年人健身器材，搭建了优美的圆弧形膜结构，并建设了海绵城市透水地面、供社区居民茶聚赏花的春暖花房、古色古香的中式凉亭、锦鲤鱼池。同时重排了整个区域的夜间照明系统，并设计了一座象征老中小三代人的"老少同乐"建筑小品。如今这里四季花开、美景怡人，已成为老人们聚会、交流、散步的慢生活广场，成为"绿八十景图"的点睛之作。

（二）新加坡多功能综合养老社区——海军部村庄

海军部村庄是新加坡首个集住房与医疗机构、日间护理中心、幼儿园、零售业等混合用途的设施于一体的老年社区。传统方法是让每个政府机构分割出它们自己的土地，从而形成几个独立的建筑。然而这个一站式的综合体最大限度地利用土地，成为满足新加坡老龄化人口需求的模型范本。该社区占地 9000 平方米，有 104 间小型公寓，面积有 36 平方米和 45 平方米两种，由新加坡建屋发展局、卫生部等 7 个政府机构共同开发管理。新加坡 55 岁以上人士，只要名下无组屋或其他私人产权住房都可以申请入住，居住年限是 30 年，到期后可以申请续住。

由于场地紧张，建设地块只有 0.9 公顷，同时还有 45 米的限高。除了严苛的空间建设条件，花园国家新加坡还对建设项目的绿化面积有强制性保障要求。面对这样的设计前提，建筑师给出的答案是：首先，项目中采用大量密实的绿植，并且采用了梯田式的景观布置手法，一方面，满足了政府对绿化面积的要求；另一方面，大量的绿植也营造了健康的微环境，既遮光又控温，还能形成屏障隔绝轨道交通带来的噪声。新加坡建筑事务所 WHOA 最终设计了一个由 3 个"地层"组成的多样化的垂直村庄。

为保障老年人居住得舒适、安全，室内采取了通用设计，每个组屋房间内都配备有电磁炉、防滑地砖、扶手、伸缩式晾衣架、紧急呼救系统等。客厅和卫生间靠墙位置还专为老年人设置了紧急拉绳，住户一旦发生紧急状况拉动绳子后，呼救信息就会显示在每层楼的电梯显示板上，不论是白天还是晚上，工作人员都会及时前来处理。

作为社区客厅，底层广场能够举办各种活动。这个室外空间被上面的楼层遮盖着，这意味着无论天气情况如何，都可以在这里进行活动。由于中央庭院的设置，二楼的医疗中心充满了自然光。同时，周边窗户还确保了待在室内的老年患者可以与大自然和其他人保持联系。

屋顶公园的规模很小，可以让居民聚在一起锻炼、聊天或照料社区农场。托儿所和自带老年人护理服务的老年人活动中心等附属功能空间并排设置，将年轻人和老年人聚集在一起。综合体内的104间老年公寓分布在两个11层的街区内，供老年单身人士或夫妻入住。共享入口处的"共享长椅"则鼓励老年人走出家门，与邻居互动。

执笔人：罗津 韩涵

参考文献

［1］王博. 支持性环境视角下的癌症儿童康复景观研究与设计［D］. 贵州师范大学，2021.

［2］钱锡红，申曙光. 非正式制度安排的老年人养老保障：解析社会网络［J］. 改革，2011（09）：137-142.

［3］曹凤娟，闫金强. 构建评价指标体系，高标准建设老年友好型社区［J］. 城市开发，2022（04）：66-69.

［4］Brush, J., Douglas, N., & Bourgeois, M.. Implementation of the Montessori program in assisted living: Positive outcomes and challenges［J］. Journal of Nursing Home Research, 2018（04）: 64-70.

［5］Bowling, A. and Gabriel, Z.. An integrational model of quality of life in older age: Results from the ESRC/MRC HSRC quality of life survey in Britain［J］. Social Indicators Research, 2004（01）: 1-36.

第九章
中医药大健康产业

　　健康产业的形成是为了应对时代发展和公众健康需求的变化。其核心宗旨是使人们生活得更健康、活得更长久，减少疾病发生，提高生活质量，延缓衰老过程。这一理念推崇健康生活方式，不仅侧重于疾病治疗，更强调疾病预防。其目的在于帮助人们摆脱亚健康状态，从而逐步形成一种新的健康观念，即从单纯的健康透支和疾病对抗，转向健康呵护和疾病预防。在分析当前健康产业的格局中，不可忽视的是中医药所扮演的核心角色。中医药与大健康产业的融合形成了中医药大健康产业。这包括中医药产品的生产与经营、服务的提供以及相关信息的传播等多个方面。总体上，中医药大健康产业的范围已经广泛扩展，涵盖了第一产业中的药材栽培与种植，第二产业中的保健品制造和新型健康保健器械的研发，以及第三产业中的健康管理、健康服务和咨询等领域。这反映了中医药大健康产业在整个产业链上的全面发展趋势。

一、中医药大健康产业的概况

（一）中医药大健康产业的资源优势

1. 多样的生物资源

　　中药是一个包括中药材、饮片和中成药在内的综合概念，其中中药材被视为饮片和中成药的原料。调查表明，用于制备饮片和中成药的药材种类在全国范围内有 1000~1200 种，其中野生中药材约占 80%，栽培药材约占 20%。中药资源的地域性特点决定了不同地区在中药材的生产和收购方面存在显著的差异，各地的用药习惯也不尽相同。因此，不同地区所涉及的中药材种类和数量存在显著差异。全国范围内，各地生产和收购的中药材均表现出独有的特征，从而形成了一种中药材区域化的模式。北方各地通常收购的家养和野生药材有 200~300 种，而南方各地则有 300~400 种不同的家养和野生药材。中药材的种类繁多，每年全国药材系统都会举办药材商品交流会，参与的中药材种类一般有 800~1000 种，有时甚至超过千种。在全国范围内经营的中药材品种通常可以分为常用药材（500~600 种）、少常用药材（大约 200 种）和不常用药材（大约 100 种），还存在一些罕见药材。

2. 丰富的民族医药资源

我国各民族为应对疾病和保障种群的生存繁衍，在其独特的生活环境、资源、文化和宗教背景下，逐渐形成了各自特有的医药体系。这些体系中的药物，通常基于各民族的医学理论与实践，被统称为民族药。这些药物不仅体现了各民族的草药传统和医疗文化的多样性，而且对于保护民众健康及传承医药传统发挥着至关重要的作用。

在我国 55 个少数民族中，约 80% 拥有自己独特的药物使用传统，其中约 1/3 的民族形成了完善的民族医药体系。中华人民共和国成立以来，国家在民族药的发掘、整理、研究方面投入了大量资源，产生了丰硕的成果，包括多部地区性和全国性的民族药专著。2022 年，我国已登记的民族药物超过 3700 种，《中国民族药志》更是在广泛调查的基础上，汇集了众多民族的药物信息。

值得注意的是，民族药的特点明显反映了其起源地区的特色和民族传统的深厚影响。近年来，在中药资源普查的过程中，各地区积极收集和整理了本地民族药物的信息。例如，四川阿坝地区记录了羌族常用的 100 余种药物，湖南省发现了苗族、土家族、瑶族、侗族等使用的 361 种民族药，云南德宏地区则记录了傣族和景颇族使用的药物。广西地区的瑶族、侗族、仫佬族、苗族、京族和彝族使用的药物种类也被详细记录。这些资料展示了中国民族药物使用和传统药理学的丰富多样性。

（二）中医药大健康产业发展现状

1. 产业体系基本形成

（1）中药材种植产业。各地区根据其资源禀赋，逐渐发展出了一些主要的道地药材优势产区，包括四大怀药等。黑龙江地区关防风产量占据了全国的 40% 以上。此外，云南地区已经建立了 4 个优质的道地中药材十佳规范化种植（养殖）基地，这些基地的三七和灯盏花等药材占据了全国总产量的 90% 以上。甘肃近年来当归、党参等的产量也表现出良好的增长势头。这些道地药材优势产区在推动中药材产业发展中发挥着重要的作用。

（2）中药材流通产业。中药材作为中医药行业不可或缺的基础要素，对于中药制品的质量和中医药整体发展具有关键性意义。然而，在当前的情形下，我国中药材的仓储和物流体系显示出一定程度的落后性，特别是在初级加工、包装、储存及保养等关键环节存在诸多不足。这些缺陷不仅损害了中药材的品质，也对民众的健康安全造成潜在威胁。鉴于此，改革和升级中药材的仓储物流体系成为一个迫切的需求。这需要从组织架构、设施建设、技术保养、管理规范和相关标准等多个维度进行全面改革，以促进中药材仓储物流向现代化、高效化的方向发展。

中药材的仓储与物流系统处于相对落后的状况，其中仓储环节尤为关键。目前，中药材的储存方式普遍分散，多在药农和市场商户手里，且仓储设施通常为普通平房式库房或居民房屋，大多条件简陋。由于缺乏专业的仓储服务，中药材的运输多依赖于各个物流公司。与国内其他行业和农产品物流相比较，中药材的仓储与物流体系明显落后，相对于工业消费品物流约滞后 20 年，而与粮食、棉花、烟草等农产品物流相比滞后 10 年。

中药材物流中的核心问题集中在初级加工、包装、仓储和养护等环节，尤其是在流通过程中无法有效保障中药材品质。突出的问题包括仓储物流的集约化和规模化程度低、设施老旧、缺乏统一标准和全程监控体系等。因此，加强中药材仓储物流系统的现代化改造对于确保中药材的供应安全、提升流通质量、降低物流损失、提高物流效率、减少物流成本、增加药农收益、建立质量追溯体系以及提升中药行业的整体发展水平和国际竞争力具有至关重要的意义。

（3）中成药市场。中成药，作为一种基于中医药理论和实践制备的成品药物，主要由中药饮片经过精细加工和特定配方制作而成。这类药品包括了传统形式如蜜丸、水丸、冲剂、糖浆和膏药等，同时也涵盖了采用现代制药技术生产的片剂、针剂、胶囊和口服液等形式。近年来，中成药市场展现出了持续增长的趋势。特别是在 2021 年，中成药行业迎来了新一轮的政策红利期。

中药饮片作为我国中药产业的关键组成部分，同时也是中成药的主要原材料之一。近年来，政策层面对中药饮片产业表现出越来越多的支持和关注，如将其纳入国家基本药物范畴和国家医疗保险目录、取消了药占比的限制、允许医院保留价格加成等政策举措。中药饮片行业在政策扶持下取得了显著的增长，并且已成为我国医药产业中不可或缺的重要组成部分。

中药配方颗粒是一种现代化的中药剂型，其制备基于传统中药饮片的炮制标准。这种剂型的原料直接源自传统中药饮片，通过应用现代制药技术加工成颗粒状制剂。这种剂型的出现，既是中医药在现代化进程中的一种创新，也为中医药的国际化进程提供助力。中药配方颗粒市场正逐步扩大，呈现出稳健的增长态势，反映了中药在现代医药领域的重要性和潜力。

中药工业在 2021 年取得了可观的增长，中成药和中药饮片作为该领域的两大支柱产业都表现出了积极的发展态势。这一增长趋势可能受到了政策支持和市场需求的推动，反映了中药工业在医药产业中的重要地位和潜力。

同时，我国目前有 71 家上市中药企业，这些企业的主营业务以中药为主导，但也包括一些涉及非药产品和药品流通的企业。其中，一些企业在这方面的业务比重相对较高，如白云山、云南白药、同仁堂等拥有卓越品牌声誉的中成药企业。此外，也有一些企业主营化学药品业务，如天士力。我国上市中药企业被认为是中药产业中最杰出的企业群体之一。

2. 新业态雏形初现

积极探索中医药与其他健康领域的融合，包括医疗、养老、旅游和文化等，已经初步取得了一定规模的成果。其中，"中医药＋医疗"领域表现出明显的发展势头，民营医疗机构也迅速崭露头角。在各地区，一些以针灸、推拿等中医特色治疗为主的医疗服务项目得以发展壮大。这一趋势表明，中医药产业正在积极拓展其应用领域，与其他健康相关产业形成了有益的互动与合作。

其中较具有代表性的就是中医药健康旅游，其特点在于中医药与休闲旅游领域之间的融合，超越了传统产业的边界。这一领域的发展是社会经济、生活环境、医疗健康、养生保健和休闲旅游等多方面发展的必然结果。中医药健康旅游的理念早已在中医药传统治疗和养生观念中有所体现，并在现代研究中逐渐得到拓展和延伸。这一趋势表明中医药产业正积极响应当代社会的健康需求，通过与休闲旅游业的结合，创造了全新的发展机遇。

中医药健康旅游作为健康旅游产业中的重要组成部分，依托丰富的自然资源和深厚的人文底蕴，致力于满足不同人群多元化的健康需求，具备广阔的发展前景。这一新兴的融合业态在中国拥有特色和优势。近年来，中医药健康旅游产业正以强劲的势头迅速发展。国家中医药健康旅游示范区和国家中医药健康旅游示范基地的兴建推动中医药健康旅游业迈入实质性的发展阶段。各省市也积极投入力量，推动中医药健康旅游相关项目的建设，积极探索创新中医药健康旅游的新模式。这些努力表明，中医药健康旅游产业正处于蓬勃发展的重要阶段。

中医药健康旅游新兴业态正在全国范围内迅速蓬勃发展。这些服务项目和产品包括但不限于温泉疗法、药浴疗法、中药膳食、中医美容、药酒、保健茶、传统膏方、康体养生、医药保健品等多个领域，为中医药健康旅游的多样化发展奠定了坚实的基础。中医药健康旅游产业不断壮大，逐步成为全国各地经济和旅游发展的重要动力。

近年来，我国中医药健康旅游市场经历了迅猛的发展，其市场规模持续扩大。尽管该行业仍处于发展初期，但预计未来随着经济的持续增长、居民收入的提高、人们健康意识的增强和思想观念的进步，市场仍将保持快速增长的趋势。据预测，到 2025 年，我国中医药健康旅游行业市场规模将达到 1080 亿元。这一发展趋势表明，中医药健康旅游产业在未来将成为一个潜力巨大的市场领域。

在中医药健康旅游产业发展过程中，逐渐涌现出 4 种主要发展模式，包括"中医药＋康养旅游""中医药＋乡村旅游""中医药＋文化旅游""中医药＋新旅游业态"。这些不同的模式反映了中医药在旅游业中的多样化应用和融合，为产业的发展提供了多元化的路径和机会。

"中医药 + 康养旅游"模式代表了中医药健康旅游领域最基础且最常见的发展方式。这一模式充分利用中医药资源，同时深入挖掘和创新传统养生保健技术，如针灸、太极拳、五禽戏等。通过这种方式，形成了养生药膳、中医药加工参观体验、中医药疗养服务等一系列产品和服务，从而实现了旅游产业的升级，满足了消费者健康需求。

"中医药 + 乡村旅游"模式在当前已有的实践中主要是基于乡村的地域特色、风土人情以及自然景区开发的。这一模式通常包括中药材的种植和采摘等特色活动，将旅游产品与药理科普相互融合，实现了产品全生命周期内的生产和销售一体化。该模式最终目标是吸引大量游客前来参观体验，从而促进旅游业的繁荣和发展。

"中医药 + 文化旅游"模式以文化为核心，以旅游为外延，以中医药为内涵。这一模式通过三者的创新融合发展，不仅丰富了中医药健康旅游的内涵和品质，还有助于游客更深入地体验中医药文化。这一模式推动了中医药健康旅游的高速发展。

"中医药 + 新旅游业态"模式的常见形式之一是将中医药健康服务与研学旅游相结合，通过组织中医药相关的健康知识讲座来传播知识，或者举办各类中医药国际会议、学术交流会和展览会来促进学术交流和宣传推广，从而丰富中医药健康旅游产品的种类。此外，随着互联网和人工智能技术的发展，虚拟旅游逐渐兴起。中医药健康服务与虚拟旅游的结合也成为新的发展趋势。基于中医药旅游资源，通过互联网创建 3D 虚拟旅游景区，并利用人工智能技术使游客能够通过互联网身临其境地体验中医药健康旅游，这一发展方式日益受到关注和推崇。

二、中医药大健康产业的发展新趋势

（一）中医药大健康产业存在的主要问题

1. 供需结构矛盾凸显

在中医药大健康产业领域，供需之间的结构性矛盾日渐显著。尤其在供给侧，产业调整进展缓慢，难以满足人民日益增长的需求。从产业基础来看，中医药企业普遍面临规模小、分散、竞争力不足的问题，大多数企业仍旧依赖于传统的加工模式，产业链短，集中度低。这导致初级加工环节过多，高端产品与服务供给相对不足、低水平同质化竞争严重、知识产权保护力度有待提升等。同时，产业结构也不均衡，特别是中药种植和制药领域，与中医药健康服务领域呈现出"一快一慢"的发展格局。此外，当前提供健康服务的主要是规模较小、服务内容单一的民营中医机构。

2. 人才匮乏，创新不足

在当前的中医药行业中，人才短缺和创新能力不足成为主要的挑战。具体来说，中医药行业的医师和药师数量有限，且从业人员整体水平不高，缺少高级别、跨学科、应用型的复合人才。此外，中医药领域的产学研合作缺乏紧密协同，教育资源未能得到充分利用。

中医药产品创新进程缓慢，拥有知识产权的产品稀少，科技含量低。许多企业过分专注于短期利润、生产和销售，而忽视了科技创新的重要性。这种做法加剧了关键技术领域的对外依赖，同时削弱了企业的自主创新能力。

3. 产业发展环境有待改善

在中医药健康产业的发展环境方面，存在一些亟须解决的问题。

首先，产业中的各个链条环节分属不同政府部门来负责管理，尚缺乏统一的专门协调机构，因此管理职能上的协同不足。其次，现行的法律和政策框架还不完全符合中医药大健康产业的发展需求，行业标准和自律机制还不够健全。同时，虽然中药饮片和提取物的发展迅速，但与之形成对比的是，新中药的审批数量相对较少。这一现状对于整个中医药大健康产业的持续发展构成了挑战。

（二）中医药大健康产业的发展态势

1. 实施产业供给侧结构性改革尤为关键

主要策略包括优结构、快转型、提信誉、强能力。这些措施旨在促使产业向更加精细化、高效率和大规模化方向发展。具体到产业布局，建议创建中医药大健康产业园，集成医疗、教育、科研和服务等多方面功能，以形成产业的集群效应。

在服务提供方面，提升基层医疗机构的中医服务能力，创新中医药文化与康养、旅游的融合发展，以满足不断增长的健康产品和服务需求。

2. 强化创新驱动，加快人才培养

为确保现代中医药大健康产业的持续发展，需采取多方位策略来加速相关人才的供给。提升中医药领域高等教育与继续教育的质量至关重要，确保人才培育的全面性和多元性。这包括融合传统与现代教育模式，促进高层次人才培养，加强基础中医药人才队伍建设，并推进职业教育。同时，优化激励机制，吸引更多专业人才加入中医药行业。

加强科技创新和技术支撑是推动行业发展的关键。需围绕市场需求，覆盖理论、技术、产品和服务等多个层面，让创新成为推动中医药大健康产业进步的核心力量。

3. 优化产业发展环境

在推进现代中医药大健康产业可持续发展的过程中，政府的综合措施发挥着关键作用。首要任务是优化相关政策，简化市场准入和审批流程，改革中医专业人员及传统师承体系的资格认证程序，并积极促进民间资本的参与。

在财政政策方面，为中医药大健康产业提供财政支持和税收优惠是至关重要的。这可以通过各种奖励和补贴方式实现。此外，政府对中医药大健康产业的投融资方向进行引导也是有必要的。

政府还应支持建立行业组织，建立多样化的公共服务平台，以促进中医药健康产业的发展。

三、中医药大健康产业的典型案例

（一）湖北蕲春："中国艾都"

蕲春县，坐落于湖北省东部，有着深厚的历史文化底蕴，尤其因其作为明代著名医药学家李时珍的故乡而闻名。蕲春的中医药资源在全国乃至世界享有盛誉。根据《本草纲目》的记载，蕲春县内自然生长着 700 余种珍贵的天然药物。在众多中药材中，蕲艾以其独特的芳香和卓越的药用价值脱颖而出，使蕲春赢得了"中国艾都"的美誉。

蕲春县不满足于中药材的种植和生产，而是以此为基础，孵化出了一系列与大健康旅游产业相关的活动和项目。这些活动包括中药材景观观赏、药膳品尝、艾灸体验等，吸引了大量游客前来体验传统中医药文化的魅力。为了进一步推动文旅康融合产业的发展，蕲春县政府制定了《蕲春县国家中医药健康旅游示范区发展规划》，并配套出台了一系列支持政策，以加速这一产业的成长和壮大。

在这一领域的发展中，蕲春县累计投入超过30亿元，建成了14个与大健康相关的核心旅游项目，包括多条中医药文化健康旅游路线。这些努力为蕲春县带来了显著的经济效益和社会影响。

蕲春县的成功不仅在于其丰富的中医药资源，更在于其创新的思维和前瞻性的规划。通过将传统中医药文化与现代旅游业相结合，蕲春县不仅提升了自身的知名度和吸引力，也为当地经济的发展注入了新的活力。

（二）安徽亳州：国家中医药健康旅游示范区

亳州市位于安徽省西北部，因中医药产业而闻名遐迩，素有中华药都之称。目前，亳州市已经初步形成了融合中药材种植、中药医疗服务、中医药健康养老服务、健康旅游等的综合性中医药健康旅游产业格局，实现了一、二、三产业的融合发展。这不仅体现了亳州市在中医药领域的深厚底蕴，也展示了其在促进传统医药与现代服务业融合方面的创新努力。

近期，亳州市积极推行"中医药兴市"与"旅游兴市"的战略方针，旨在建设一个历史文化底蕴深厚、生态环境优良的健康养生城市。在这一发展框架下，亳州市政府将中医药健康旅游产业定位为主导产业，并出台了一系列支持政策。这些政策涉及财政、金融、投融资、税收和土地等多个方面，旨在促进中医药康养旅游产业的发展，全面打造中华药都作为旅游目的地的品牌形象。

执笔人：蒋锋　侯胜田

参考文献

［1］保罗·皮尔泽.财富第五波［M］.路卫军，庄乐坤，译.北京：中国社会科学出

版社，2018.

　　［2］许舒诚 . 基于新公共管理理论的中医药健康产业绿色发展政策研究［D］. 南京中医药大学，2016.

　　［3］田镇源，文庠 . 中医药健康产业发展对中医药教育影响述评［J］. 中国医药导报，2014（10）：75–78.

　　［4］彭玮 . 医学模式转变对发展中医药健康产业的启示［J］. 卫生软科学，2017(12)：10–13.

　　［5］《中医药行业发展蓝皮书》编委会 . 中医药行业发展蓝皮书（2022年）［M］. 北京：中国中医药出版社，2023.

　　［6］李卫红 . 中国民族药志［M］. 成都：四川民族出版社，2007.

　　［7］王天琦，侯胜田，李享，等 . 基于 IPA 分析的国家中医药健康旅游示范区创建工作研究［J］. 中国医院，2022（01）：32–34.

　　［8］侯胜田 . 中医药健康旅游发展报告（2022）［M］. 北京：中国商业出版社，2022.

　　［9］张玉瑾，杜丽红，李君 . 深化供给侧改革推动中医药大健康产业发展［J］. 中国财政，2019（04）：73–74.

第十章
数字健康产业

数字化时代，健康产业被重塑。当前，随着以云计算、大数据、物联网、移动互联网、人工智能（AI）大模型等为代表的新一代数字技术在医药健康领域的应用不断深化，数字健康产业正在迎来前所未有的发展机遇，成为医疗领域的引领者。数字健康产业打破了传统医疗的局限，为个体提供更为全面和精准的医疗解决方案。从实时监测身体状况到个性化的治疗方案，数字化手段为患者提供了更多自主权和让他们更有参与度。新形势下，积极推动数字健康产业发展，成为助力健康中国建设的重要抓手。

一、数字化对健康产业的重塑

（一）数字健康的概念

数字化发展为健康产业带来了新的想象空间，随着科技进步，我国从 20 世纪 80 年代开始远程医疗的探索。数字健康是以数字或知识作为关键要素资源，以 5G、大数据中心、人工智能、云计算等新型基础设施作为重要载体，具备数字化升级、智能化应用、技术融合与创新等特征的一系列卫生健康服务与管理活动。2018 年 5 月，第 71 届世界卫生大会通过的关于数字健康的 WHA71.7 号决议提出，电子健康、医疗信息学、卫生信息学、远程医疗、远程健康和移动医疗是过去 50 年中使用的一些术语，"数字健康"一词既体现了概念包容性，同时又具有足够的灵活性。

在《数字健康全球战略（2020—2025）》中，世界卫生组织将数字健康理解为"与开发和使用数字技术改善健康相关的知识和实践领域"，提出各国应发展数字技术，以数字健康促进大众全生命周期健康，构建以健康为中心的数字健康生态系统，这一观点将电子健康的对象扩展到了更广泛的智能设备和数字消费者。除此之外，数字技术还在健康领域发挥着其他作用，诸如物联网、人工智能、大数据和机器人技术的应用。

2023 年 8 月，世界银行在《数字健康：为每个人释放价值》报告中披露，数字技术可以完善卫生体系，改善卫生筹资和公共卫生，扩大对服务不足人群的覆盖面。报告提出，数字技术和数据尤其有助于预防和管理慢性病，关爱青年和老龄化人口，为防范未来由气候变化引发的突发公共卫生事件和健康风险做好准备。报告还强调，数字技术的成功运用必须包容所有群体，并确保数字基础设施、现代技术和技能的可获得性，特别是弱势人群。

数字健康的本质是以人民健康为中心，围绕人民群众全方位全生命周期健康，通过数字化、网络化、智能化技术赋能和平台支撑，与传统医疗健康服务深度融合而形成的新型医疗健康服务模式，可以更好地提升医疗健康服务质量与效率，促进医疗健康服务的普惠、均等、共享。数字健康按照覆盖领域分为数字研发、数字医疗、数字健康管理、"互联网 +"健康服务等业态，涉及以互联网为载体和技术手段的预约挂号、智能导诊分诊、在线诊疗、家庭医生签约、慢性病管理等多种形式的医疗健康服务。

（二）数字健康的特点

1. 万物互联的业务形态

数字健康的关键要素资源是健康医疗大数据。健康医疗大数据作为国家基础性战略资源，已被纳入国家大数据战略布局。根据《国家健康医疗大数据标准、安全和服务管理办法（试行）》，健康医疗大数据是指在人们疾病防治、健康管理等过程中产生的与健康医疗相关的数据。基于庞大的人口规模和医疗资源能够产生海量数据，数据的积累和更多应用也能够加速实现。

数据具有流动性强、可重复使用等特征，数字健康以大数据、云计算、人工智能等新兴信息技术为治理手段，以开放、协调、融合为治理策略，促使行业、产业、社会等主体融合发展，形成跨层级、深度融合服务的运营模式，满足以人民健康为需求的核心目标。从制度层面来看，数字健康有望在卫生健康、医药等领域形成更好的行业互动；从管理层面来看，数字健康着眼于促进跨部门、跨地区、跨系统的数据共享和业务协作，从而更好地实现全民健康目标。

2. 前景广阔的产业空间

我国拥有庞大的人口基数，人口老龄化、慢性疾病增加、经济增长、政策支持、技术进步和资本助力等诸多因素，利好数字健康产业发展。以医疗器械厂商、互联网科技公司、传统医疗服务机构为代表的产业链上下游都在积极入局，数字化技术如何嵌入健康产业的发展、促进医疗器械创新、提升医疗智能化水平，就成了激活这一市场空间的基础。随着深层次 AI 大模型的日益流行，各行各业愈加关注 AI 在垂直领域的进一步落地应用。

3. 重新分配的健康资源

健康资源配置存在不均等问题，影响了贫困个体获得健康的权利与机会。针对健康资源配置效率低下和供给不足等问题，数字技术可以通过云、5G 等智慧医疗信息化建设促进健康资源在区域、人群、配置结构与存量供给上的公平化。例如，目前正在逐步普及的家庭医生线上签约、传染病大数据平台、线上专家义诊等，可提高贫困人口的疾病预防能力；各类远程医疗技术的开发，可以增强贫困地区医疗能力建设，实现发达地区医疗机构的精准对口帮扶，让发达地区的优质医疗资源辐射至欠发达地区；还可以利用信息传递和反馈快速灵敏的优势，在诊疗环节提高医疗服务资源与贫困群体需求之间匹配的精准度。

（三）数字健康的关键技术

数字健康领域的技术涉及多个前沿科技和工具，以下是一些关键技术。

1. 大数据分析和人工智能

在数字健康的前沿，大数据分析是关键技术之一。通过深度挖掘健康数据，大数据分析可为医疗领域提供重要见解，包括患者群体分析、病历数据挖掘和疾病趋势预测等。与此同时，人工智能和机器学习在医学影像分析、病例诊断和个性化治疗方案推荐等方面也可以充分发挥作用，为医生提供智能辅助，提高医疗决策的准确性。

2. 云计算和生物信息学

云计算技术在数字健康中起到关键作用，支持健康数据的存储、处理和共享。这种技术的弹性和可扩展性使医疗机构更便捷地管理庞大的患者数据，并在数据分析和共享方面取得更高效的成果。另外，生物信息学和基因组学的应用则通过基因测序和分析，提供更具体的个体基因信息，推动基因治疗和个性化药物研发的发展。

3. 物联网、传感器技术和区块链

物联网和传感器技术在数字健康中主要用于实时监测患者的生理参数、运动、睡眠等信息，为医疗提供个体化的健康数据。在数据隐私和安全性方面，区块链技术发挥关键作用，构建了安全的健康数据存储和共享平台，有效保护患者隐私。

4. 虚拟现实和增强现实

虚拟现实和增强现实技术为数字健康带来了新的可能性。在医学培训、手术规划和康复治疗等方面，这些技术提供了沉浸式和直观的体验，加强了医疗专业人员的培训，提高了手术的准确性，并改善了患者的康复体验。这些关键技术的融合将数字健康推向更高层次，为医疗服务的未来发展描绘了新的愿景。

（四）数字健康产业面临的问题

总结近年来的数字健康实践，我们发现了一些制约大健康产业顺利发展的问题。

1. 人才短缺问题

我国数字健康人才严重短缺，无法满足数字健康创新发展的需求。这种跨界的复合型人才，需要能够在医学领域和技术领域之间架起桥梁，将医疗健康服务与先进技术有机结合，满足现代医疗对综合素质人才的需求。当前，计算机类专业人才虽在技术方面具备强大能力，但由于缺乏医学相关知识，难以全面理解移动医疗用户的健康需求。与此同时，医护人员虽然拥有丰富的临床经验，却常常缺乏互联网基本技能及思维，对大数据和人工智能等新兴技术的理解相对较浅。目前，数字健康人才的培养分散在多个领域，包括信息管理、健康管理、医学信息、智能医学工程等专业，鲜见能够将众多领域集大成者。即使在单一专业中，培养方向也缺乏明确的聚焦。以医学信息学为例，这一学科在20世纪70年代被正式提出，美国、德国等国家已有百余所大学和研究机构专注于医学信息学的研究和教育。相较之下，在国内，仅有50余所院校开设相关本科专业，培养规模相对较小。这种分散的培养模式导致了数字健康领域的人才短缺和结构不够完善。

2. 数据孤岛问题

医疗信息存储和共享缺乏统一的数据标准。近年来，我国在健康数据共享方面做了很多探索，但是传统医疗机构对医疗数据的垄断问题依然没有解决，跨地域的医疗资源合理共享也非常难实现，数据在疾病预防和人口流行病学调查等领域的潜在价值未能充分挖掘。医生和患者在调整诊疗观念和习惯上面临一定难度，数字化诊疗效率、就诊信息准确度、安全隐私的保护以及对患者人文关怀的重视，都将影响到数字健康制度的制定与执行。各地医疗信息系统建设和信息化水平存在差异，导致各医院间数据难以有效共享，形成了明显的数据孤岛问题。尤其是在患者数据整合、区域电子病历和个人健康档案汇总方面存在困难，无法与第三方信息平台实现无缝对接。同时，医疗行业内部的线上线下信息技术亦难以有效衔接，其中一部分信息因涉及商业机密和关键技术而无法完全共享，各方主体在维护自身利益的考虑下不愿也难以实现全面合作。此外，生物医学数据属于多模态、跨尺度数据，其挖掘分析需要较高水平的硬件设施、软件平台和跨学科知识，否则难以充分挖掘、利用数据的潜在价值。

3. 数字鸿沟问题

数字鸿沟是指受个体年龄、区域、认知水平、性别、学历、职业等因素制约，在获取、利用信息技术以及通信技术方面的不平等现象，这种差异可能会增强社会排斥。

如今，数字鸿沟更多体现于信息技术使用和信息素养的差异上。贫困偏远地区的健康弱势群体，尤其是留守儿童、孤寡老人、女性群体等，由于经济发展水平低、人口老龄化等原因，数字健康素养无法达到一定水平。第50次《中国互联网络发展状况统计报告》数据显示，截至2022年6月，我国60岁及以上非网民群体占非网民总体的比例为41.6%，城镇地区互联网普及率达82.9%，农村地区仅为58.8%，城乡之间存在较大差异。面对数字化进程的快速推进，贫困地区的群体可能因为过快的数字化进程而感到畏惧，无法适应新的医疗健康服务方式。这不仅可能加剧他们在就医问题上的盲目或拖延行为，还可能产生新的数字健康贫困。因此，数字健康产业的推进需要考虑到这些群体的需求和接受能力。

二、数字健康产业的主要业态

（一）数字研发制造

医药企业在历经企业资源计划、供应链管理、客户关系管理等信息化大发展后，正迈入以集成化、数字化、智能化、一体化为特征的新阶段，为传统医药研发制造模式创新带来新的发展机遇。特别是受到新冠疫情的冲击和影响，各主要国家围绕生物医药、高端医疗器械、精准医疗等都加大了支持力度，推动相关企业转型升级，其核心就是通过数字技术赋能医药研发制造，推动数字技术与生产运营深度融合，通过从流程驱动的传统信息化转变为数据驱动的业务数字化，推动医药产业降本增效、高质量发展。

1. 数字医药研发

数字医药研发是通过借助最新的数字化智能化技术手段，特别是AI大模型及大数据技术，从产品研发全生命周期管理出发，建立覆盖医药产品、医疗器械产品研发全过程的数字化流程管理体系，以缩短研发周期、降低研发成本、提高研发效率。

医药研发涉及多个学科、多个部门之间的协同，是一项风险大、周期长、成本高的复杂系统工程，需要大量且持续的资金、技术和人力投入。过去，企业在医药研发过程中主要依赖专业人士的经验和知识，进入数字时代后，以人工智能为代表的数字技术在医药行业展示出强大的潜力，并逐渐渗透到医药研发领域。以药品研发为例，数字化技术能够加快靶点发现速度，提高试验数据质量，让企业快速筛选出具有较高活性的化合物，从而缩短药品从研发到生产的周期。同时，采用数字化技术建设的实验室，可以将实验室相关的人员、仪器设备、样品与试剂等进行全要素数字化整合，为研发工作者留出更多的时间进行创新。

2. 医药智能制造

医药智能制造是通过采用最新的自动化、信息化和智能化技术手段，对生产过程中的"人机料法环"（人员、机器、原料、方法、环境）五大要素进行有机整合，建立个性化、柔性化的智能工厂，使每一个医药生产环节都智能可视、可管、可控，满足企业生产运营阶段的数字化转型要求，实现提质降本增效的效果。

生产制造是决定药品和医疗器械等产品质量最关键、最复杂的环节。借助数字技术建立数字化转型平台，构建数据驱动的高质量医药生产制造新模式，可以推动信息系统整合、业务流程贯通和数据融合互通，实现自动采集、实时监测、动态分析、集中显示、异常报警和智能控制等，提升自动化水平和生产作业效率，主要体现在智能化生产、网络化协同、个性化定制、业务或服务化延伸等方面，最主要的是可以在智能工厂，通过数字化、智能化技术赋能物料流转、设备管理、生产执行、质量控制等环节，实现生产制造全流程的集成优化与智能管理。

（二）数字医疗服务

从广义范围看，医疗服务参与各方在其业务流程中对数字技术和数字工具的应用都可以称之为数字医疗。本章认为，数字医疗是数字创新技术与传统医疗体系相融合形成的一种新型医疗服务方式，将人工智能等技术应用于医疗服务过程之中，实现医疗服务的数字化、标准化和智能化，其核心价值是资源全局配置和精准服务对接，形成全链条闭环式的医疗服务管理模式，例如预约挂号、远程会诊、双向转诊等。

1. 数字医检

数字医检将数字技术与医学检验检测技术进行融合创新，构建一种融合智能检验检测、数据深度挖掘、流程科学管理的智慧化检验模式，实现检验流程资源的最佳调度，为临床诊断提供可靠数据信息和参考依据，提高医学检验工作效率。

我国基层医疗机构因资金和观念等原因存在检验设备更新换代慢、维修与保养不及时等问题，导致设备故障频发、检测效率较低、检验结果不准等，而且多为传统型检测设备，机构间的数据互联、互认、共享程度都比较低。通过数字技术，不仅可以实现从设备到流程、从系统到人员的全方位检验检测数字化，减小检验工作的主观误差，提高检验的工作效率，还可以促进优质医疗资源不断向基层前移和下沉，帮助基层医疗机构补上检查检验、病理诊断等方面的短板，比如通过集约化建设医疗云检中心，"下级检查，上级诊断"，积极推动基层筛查干预、诊断、治疗、随访管理、功能康复等全程防治管理服务能力的提升。

2. 数字诊断治疗

数字诊断治疗是以5G、大数据、AI等新一代信息技术与现代医学技术交叉结合为基础，通过技术增量方式重塑诊断、治疗服务模式，打破传统医疗服务空间和时间的限制，为患者提供在线诊疗和远程医疗等创新服务，改变原有医疗资源分布不均和匹配失衡的状态，以降低医疗卫生的支出成本、提高医疗系统的服务质量和工作效率。

在线诊疗本质上是将线下资源与线上平台整合，快速高效地将患者和医生进行匹配，让患者得到专业化服务，拓展了医生的业务边界，让医疗资源得到合理配置。其支持板块包括：在线问诊平台，提供医疗人员与患者及其他的用户沟通、在线挂号、专家预约、线上诊疗等服务；大数据分析平台，收集平台用户数据，利用大数据及云计算技术对整合的病历及影像资料进行分析，给出诊断结果；医疗教育平台，帮助广大群众了解疾病预防、治疗及预后康复方面的知识。远程医疗借助网络信息技术优势，可以使身处异地的患者和医学专家直接"面对面"，极大地拓展医疗服务的空间范围，提升基层诊疗服务水平，有效推动地区分级诊疗发展，特别是发挥大型医学中心在医疗设备、医学人才、治疗经验等方面的优势，通过远程方式为偏远地区及特殊环境地区提供医疗服务，进而推动我国医疗卫生保健事业发展。

（三）数字医药管理

数字医药管理是通过数字技术将药品采购、药品配送、诊前咨询、检查检验、诊断治疗等环节进行有机整合，构建数字化药事分工协作的新模式、新业态，实现医药、医疗和医保三级联动，有效连接医疗机构、医保平台、医药企业、医生和患者等，为患者提供一站式药事服务，提升群众就医的获得感、幸福感、安全感。

借助数字技术和数字化平台，可以开展药品集中采购，规范药品采购过程，实现医药流通领域价值链重塑，降低医药流通成本、提升医药流通效率；可以实现不同机构药品目录、医师和药师信息同步，处方信息在参与主体间按照统一标准互通流转，保证可追溯、防伪造；可以搭建"云药房"，患者足不出户，实现在线问诊、在线开方、在线审方、药品配送等流程，方便患者看病就医；可以通过医疗数据助力药企开展创新研发，以及创新药品监管方式和手段，构建全品类网络医药信息追溯系统，以数字技术支撑跨地区跟踪管理，多维度共推用药可及和安全，为患者提供优质安全便捷的药事服务。

（四）数字医保

数字医保是依托数字技术开展与医保筹资、支付、管理、监督等相关的活动，构建全流程、立体化的医疗健康保障体系，包括通过互联网开展医保日常经办、大数据医保监管、互联网医疗和互联网药物销售的衍生医保结算等多个方面，提高医保基金运行效率，实现医疗健康服务有效控费。

医保数字化转型是数字医疗发展的新需求和新要求，也是医保工作改革优化的重要内容。将数字化技术应用于医保治理领域，有助于促进医疗保险治理手段和方式转型升级，由传统的"个案监督"向"数字化监督"转变，提升保障的便捷度和治理效率；有助于打破行政区划与医疗机构等级的桎梏，让医疗资源、医保偿付信息的流动摆脱时空限制，实现精准化治理，提高保障的可及性与公平性；有助于追踪数字医疗、数字健康创新，延展医保、医疗服务保障的范围和边界，推动医疗质量的提升和公众健康保障效果的改善。

（五）数字医药电商

数字医药电商是指医药生产商、医药流通企业、第三方机构等借助网络和数字技术搭建数字化平台，开展一系列与药品、器械等商品交易活动相关的各类商务活动，以此来获得商业利益。按照交易主体的不同，可分为自建 B2C 平台与第三方 B2C 平台，以及极具特色的 O2O 平台，相关平台也在"由药向医"拓展，同步开展在线医疗咨询服务。

依托电子商务优势建立的医药电商平台，其实是电子商务在不断发展中细分出的一个蓝海市场，目的是建立一个覆盖整个医药购销过程的虚拟市场，将营销场景通过网络方式再现，为交易双方提供公正透明的市场渠道，但区别于传统其他行业的电商，它受国家药品监督管理局严格的监控和管制，且进入门槛、标准要更高。另外，医药电商的出现并不会抢夺已有的线下医药市场，而是在存量用户的基础上做增量，也就是私域流量运营模式，通过不断拉新、复购、教育消费者等行为蓄水用户池，建立不一样的消费认知，不断实现医药领域的重大突破和创新。

（六）数字康复管理

近年来，数字技术带来的革新风暴逐渐吹向了康复、康养圈，特别是随着我国大众健康素养的不断提升，传统康复、康养模式较难满足不同人群的需求，承载着新概念、新技术的数字康复疗法和数字康养方法成为领域热词，"康复/康养+数字化"已然成为未来的新发展方向。

1. 数字康复

数字康复是通过使用物联网、大数据与人工智能等技术和现代化的智能或半智能的治疗、理疗仪器，构建精准化、智能化、个性化的康复医疗服务体系，帮助患者（包括术后人群、残疾人群、慢性病人群、特殊人群、亚健康人群、老年人群、产后人群等）进行与身体康复、认知康复、精神康复等相关的多模式治疗。

对于康复患者来说，数字康复不仅可以使患者在家中进行康复训练，节约家庭经济和时间成本，还可针对患者的病情和进展情况制定个性、动态的康复方案，使治疗更精准有效；对于康复工作者来说，使用数字化康复治疗技术可以更快了解患者病情，通过"远程医疗+虚拟治疗"的康复治疗模式，打破治疗的时空限制和资源约束，提高工作节奏和速度；此外，数字康复可以通过数字技术手段将患者病程全周期的各个阶段联系起来，避免患者治疗、康复各环节间衔接的时间浪费并减轻康复工作者负担。

2. 数字康养

数字康养是通过将数字技术渗透或扩散而深度嵌入康养产业中，实现信息与资源的共享，跨越时间、空间与人群边界，将康养人群、资源、企业、产品、机构和政府等整合成一个有机整体，为各类康养人群（基于生命周期的需求，将康养分为母婴健康关爱、青少年健康成长、青壮年舒压减负、中青年养生保健、中老年休闲养老和高龄看护照顾 6 类）提供服务，推动产业向实时化、场景化、智能化和定制化方向发展。

用数字化技术手段革新康养服务，其实质是一种状态与技术的结合或需求与供给的结合，数字化技术是供给侧的核心要素，而康养状态决定了客观需求，它以先进人工智能、大数据和区块链等数字技术手段为基础，催生新的产品、服务、品牌和模式，扩大康养产品增值空间，为个体全生命周期提供疾病预防、身心养护等产品与服务，提高国民健康水平和福祉。

三、数字健康产业的典型案例

（一）人工智能（AI）医防融合慢病管理系统

人工智能（AI）医防融合慢病管理系统（以下简称 AI 慢病管理系统）是由"人工智能＋大数据"等先进技术融合发展而成的 AI 慢病管理系统。AI 慢病管理系统由"医防融合大数据汇集平台"及"区域慢病数字化监管治理系统（监管端）""AI 慢病助手系统（医护端）""健康助手系统（居民端）"应用场景组成。AI慢病管理系统有效构建了以指数评价为核心的慢病防治管理体系，融合慢性病一体化（医联体、医共体、紧密型县域医共体等）门诊落地运营。AI慢病管理系统以高血压、糖尿病两慢性病全周期管理为突破口，通过AI技术赋能"监管、医护和居民"三端应用作了系统化治理的有益探索。

1. 医防融合管理路径标准化

AI慢病管理系统以《国家基本公共卫生服务规范》和《国家基层高血压防治管理指南》（以下分别简称《规范》和《指南》）为依据，梳理管理指标和诊疗指标，整合成标准化的诊疗管理内容清单，以清单内容制定全科门诊慢性病诊疗管理的标准化操作流程（SOP），以路径标准化操作流程管理实现全科门诊医防融合。

2. 节点化监管推进规范诊疗

AI慢病管理系统以节点为轴心设计出可视化路径，以《规范》和《指南》为依据梳理出诊前、诊中、诊后服务流程，形成18个关键执行节点，分解成管理指标，并以电子路径的形式嵌入诊疗管理流程，形成以评估为重心的规范化诊疗，实施18个关键执行节点动态监管后，可以从管理过程和管理结果两个维度开展两慢性病病情进展和风险状况综合评估，实现基于实时或阶段性综合评估基础上的精准干预和治疗。AI慢病管理系统通过对6个维度31个指标进行合理测算赋分，数据建模计算，构建针对责任医生管理质量的慢性病管理指数，最终通过指数化评价保障患者获益。

3. AI慢病管理系统初见成效

AI慢病管理系统已在浙江省内30余个区县实施部署与运营，分布在近300家卫生服务中心（卫生院）、服务站（村卫生室）。通过医疗与公卫数据融合和数据辅助决策功能，AI慢病管理系统为基层3000

多名家庭医生提供规范化和同质化管理路径，为近 200 万慢性病患者提供个性化慢性病评估报告、健康处方、健康科普服务等。以浙江省杭州市余杭区为例，截至 2023 年 6 月，系统入组两慢性病患者达到 7.42 万余人，其中高血压患者 59870 人，糖尿病患者 14402 人，入住率 99.2% 以上。动态维护全生命周期健康档案 44954 份，年度规范随访 190198 次，有效分发健康教育处方 204489 人次，累计年度物理体检 14222 人次，基层就诊率达 97.65%。全区两慢性病患者仅单纯服药不接受动态监测的人群比率，从改革前的 66.98% 下降到改革后的 25.17%，并呈持续下降趋势；接受并发症筛查的人群比率从改革前的 4% 上升到改革后的 73.95%，并呈不断上升趋势；两慢性病纳管人群颈动脉超声初筛阳性率达到 70%，眼底照相初筛阳性率达到 7%，糖尿病初筛阳性率达到 15%，两慢性病医防融合以制度化形式真正落地，医共体框架下慢性病综合服务分级诊疗闭环初步形成。

（二）AI+ 生物医药

新药从研发到上市必须经历 4 个阶段：药物发现、临床前研究、临床试验、药物审批。传统的药物发现首先基于现有的靶点对数万个小分子进行测试筛选，这一过程至少要花费 3~6 年的时间和数亿美元的投入。随着近年来人工智能领域的飞速发展，在药物设计与筛选过程中引入先进的 AI 模型，能够在现有数据基础上更为快速和精准地发现药物候选化合物，迅速缩短药物研发时间，有效控制药物研发成本。以下是 AI 辅助小分子药物和大分子药物研发的案例。

1. AI 辅助小分子药物研发

在小分子药物临床前的设计和筛选阶段，上海交通大学重庆人工智能研究院（以下简称重庆人工智能研究院）运用 AI 技术辅助药物临床前开发获得成功。

近年来重庆人工智能研究院与国内头部药企合作，针对企业重要靶点，结合 AI 高通量筛选与精准设计，快速获得具有高活性的候选小分子推向临床试验。重庆人工智能研究院首先训练了一个分子生成模型，即先通过 ZINC 数据库中 80 万个类药分子进行预训练，再用近 1000 个该靶点的活性分子数据进行微调。采用该模型生成百万量级的全新分子，然后利用一些药物化学规则进行过滤，得到约 30000 个分子。通过分子活性以及成药性预测模型，继续将分子数量减少到 200 个左右。然后借助分子对接、分子动力学模拟等方法对分子和药物靶点的构效关系展开研究，最终选定了 8 个分子进行合成和试验验证。通过体外的活性测试和小鼠的体内试验，其中有 3 个分子活性为阳性，2 个分子活性 IC50 值小于 1nM，与目前已经进入临床阶段的参考分子活性相当，并且在血浆蛋白结合率性质上优于该参考分子。整个分子设计阶段仅耗时数周，证明了通过物理计算和人工智能进行药物设计的可行性和高效性。

2. AI 辅助大分子药物研发

在大分子药物研发方面，AI 可以辅助定向改进大分子的稳定性、选择性、亲和性、活性等。例如，用于体外检测的限制性核酸内切酶（Argonaute）蛋白由于其室温剪切活性较低而限制了应用范围。上海交通大学洪亮教授课题组设计了一种轻量化结构学习框架（ProtLGN），为 Argonaute 蛋白设计多位点组合突变，通过高效运用单点位突变试验结果实现单轮高点位阳性突变并具有正向上位性，其中 7 点位组合突变相较野生型蛋白质室温活性提升了 8 倍，为体外核酸检测提供了高效且精准的分子工具。

在体内应用的抗体蛋白方面，某药企联合清华大学共同研发的人工智能抗体设计平台 Helixon Design，用于设计抗体可变区氨基酸序列。通过学习大量蛋白质相互作用数据，他们制作了包含设计、合成、评估和再优化的全链条闭环程序，辅助设计与抗原特异性结合的抗体。

（三）沉浸式虚拟现实（VR）心理治疗

沉浸式虚拟现实（VR）心理治疗相关的心理学原理起源于美国《科学》杂志在 2007 年 8 月发表的一篇关于"心灵出窍"的文章，以人的沉浸感为目标，通过对实时图像处理技术和效果器功能实现的研究，设计了 VR 心理治疗系统。

VR 中，用户可以与虚拟环境进行交互，环境也会实时响应用户动作，进而触发参与者情绪、心理和生理变化，如焦虑、出汗或喜悦，VR 让人身临其境，感觉很真实，通过各种 VR 互动和引导可以达到心理治疗预期效果。VR 依托于先进技术和材料科学的迅速发展，在现实世界中不可能的活动都可以在 VR 中进行，从而实现治疗和干预心理症状的效果。此外，VR 还可用于调查涉及精神障碍持续性的机制。

临床医生可运用 VR 评估和治疗来访者的病情，帮助其改善心理与行为问题。VR 具有生态效度高、虚拟环境可控制和可操作、数据实时采集等优点。2021 年，一篇基于 38 项研究的系统综述发现，在成瘾治疗领域中，虚拟现实线索反复暴露可以减少成瘾者对相应物质的渴求。

1. 焦虑障碍

目前，VR 应用相对成熟的领域为焦虑症和恐惧症的治疗干预。

英国纽卡斯尔大学在生物学学术刊物《公共科学图书馆一号》（*PLOS ONE*）上发布研究成果，利用蓝屋系统将 VR 用于治疗心理恐惧，帮助患者重返正常生活。这一试验的对象是 9 个 7~13 岁的男孩，将他们置于 360° 无死角的全息影像世界"蓝屋"中，周围播放着此前对孩子造成心理创伤的画面。心理学家在"蓝屋"内陪伴他们，引导他们逐步适应环境，最终帮助他们克服恐惧。

试验结果表明，9个孩子中有8个能够良好地处理恐惧情境，其中4个孩子完全摆脱了心理恐惧。密歇根大急流城的虚拟现实治疗专家和心理学家托马斯·奥利弗（Thomas Overly），正在尝试使用 Oculus DK 2 为患有恐惧症和创伤后心理障碍症的患者创造新治疗方法。治疗过程中，托马斯·奥利弗通过使用高配置的硬件和 UE4 虚幻引擎创造出与患者心理障碍类似的环境，从轻度相似环境到完全重现患症核心场景，让患者从适应再到接受，最后直面自己的心理障碍并完全克服它，从而让患者在现实中可以正常面对恐惧。

2. 精神分裂症

拉斯–卡拉弗利（Russ–calafell）等人的一项系统综述确定了8项针对精神病的干预研究。在这组患者中，VR 被用作认知行为治疗（CBT）的辅助工具，进而提升患者认知修复、面试技能和社交技能。2018 年，一项随机对照试验报告称，与对照组相比，VR–CBT 在减少患者日常生活中的偏执和焦虑方面有效。此外，阿凡达疗法也正在稳步推进中。阿凡达疗法最初是一种数字 2D 治疗（使用常规的计算机设置）听觉语言幻觉，后来被发现可以有效地减轻患者听觉语言幻觉的严重程度和痛苦。这种个性化的、有针对性的、授权的治疗使患者和匹配其受迫害声音和外观的化身之间能够进行面对面的对话。在"挑战"项目试验中，患者创建一个 3D 虚拟化身，与他们听到的声音相匹配。然后治疗师通过语音转换技术来控制这个声音。虚拟现实技术的加入将提高患者存在感，这被认为是对疗效至关重要的，并可以通过在日常生活中出现声音的 VR 中进行练习来提高泛化能力。

研究证实，VR 在治疗特定焦虑症、抑郁症、恐惧症、社交焦虑障碍、睡眠障碍、老年痴呆、记忆力减退等方面卓有成效，可见 VR 心理治疗应用前景广阔。

执笔人：朱清亮　胡启元　高庆浩　洪亮　刘卓　周冰心　谈攀

参考文献

［1］李韬，冯贺霞 . 数字健康发展国际经验与借鉴［J］. 医学信息学杂志，2021（05）：2-8.

［2］汪三贵，刘明月 . 健康扶贫的作用机制、实施困境与政策选择［J］. 新疆师范大学学报（哲学社会科学版），2019（03）：82-91.

［3］李后卿，刘慧悦 . 医学信息学专业教育十年回顾与未来展望［J］. 中华医学图书情报杂志，2014（02）：1-6.

［4］林炜炜 . 数字健康的基本内涵与发展路径［J］. 山东工商学院学报，2023（01）：116-124.

［5］贾海彦，黄莹，王进明，等 . 数字经济下的健康贫困治理：机理，挑战与策略创新［J］. 金融教育研究，2023（01）：16-24.

［6］李树德 . 对医药工业的制造能力与系统化提升的思考［J］. 流程工业，2023（08）：62-63.

［7］宋启华，施泽晶 . 生物医药企业数字化转型［J］. 数字经济，2023（Z1）：74-77.

［8］工业互联网产业联盟 . 生物医药企业数字化转型白皮书（2021 年）［R］. 2021.

［9］马战凯 . 数字化技术赋能生物医药行业实现新发展［J］. 通信企业管理，2023（01）：70-73.

［10］刘頔，李韬，邢悦，等 . 数字健康业态类型评价分析及思考［J］. 医学信息学杂志，2021（05）：14-19.

［11］吴纪树 . 后疫情时代数字健康的法律规制［J］. 卫生经济研究，2022（10）：75-79.

［12］申曙光，吴庆艳．健康治理视角下的数字健康：内涵、价值及应用［J］．改革，2020（12）：132–144.

［13］杨红燕．数字化时代的数字医保：内涵、价值、挑战与治理思路［J］．华中科技大学学报（社会科学版），2021（02）：17–24.

［14］孙婷，谢明．构建新模式医药电商平台的探讨［J］．中国现代中药，2017（03）：442–445.

［15］肖佳欣，李雪，曲崴琦，等．B2C医药电商运营存在的问题及优化策略研究［J］．大众标准化，2022（12）：116–118.

［16］马鑫雨．我国医药电商平台用户购买行为及影响因素研究［D］．长春中医药大学，2023.

［17］冯海洋，刘磊．药品电商平台的发展策略研究［J］．中国市场，2022（16）：188–190.

［18］郑洁皎，高文．数字医疗带给老年康复的挑战［J］．华西医学，2023（06）：810–814.

［19］罗先菊．我国康养产业发展趋势探讨［J］．合作经济与科技，2023（02）：24–25.

［20］李博，张旭辉．中国康养产业的生成路径与发展模式［J］．内江师范学院学报，2022（12）：93–97+105.

［21］何秋洁，张君兰，陈国庆．数字经济助推康养产业高质量发展路径研究［J］．攀枝花学院学报，2023（01）：8–17.

［22］Ma M., Zheng H.. Virtual reality and serious games in healthcare［M］. Springer Berlin Heidelberg, 2011.

［23］Bell I. H., Nicholas J., Alvarez-Jimenez M., et al.. Virtual reality as a clinical tool in mental health research and practice［J］. Dialogues in Clinical Neuroscience, 2020（02）：169–177.

后　记

随着科技发展和社会进步，大健康的概念和范畴也在不断拓展和革新，大健康产业更是不断涌现出新场景、新业态、新模式，迫切需要一个整体性的梳理及归纳总结。

本书课题组从 2000 年左右就开始持续关注中国的卫生健康事业发展，一开始更多关注医疗卫生体制的改革，但是随着研究的深入，逐步认识到需要"跳出医疗看医疗"，更多从前端而不是后端发力，课题组关注的重点也逐步从医疗转向健康。健康中国战略提出后，课题组更是积极响应，并在上海交通大学和各级领导的大力支持下成立了上海交通大学健康长三角研究院这个校级智库平台。在相关工作推进过程中，有一次我们现场聆听陈竺院士的讲话，他提出只有健康事业还不够，要健康事业与健康产业双轮驱动，这给了我们很大的启发。同时，在实践过程中我们也越来越认识到，只有健康产业高质量发展，健康产品和服务才能更加多元化、便利化、品质化、亲民化，老百姓才能切实享受到健康福祉。因此，从那时起课题组就开始积极探索打造政、产、学、研、用的闭环，积极与产业端合作去建设产教"融合区"，寻求健康问题的综合解决之道。

在这个背景下，2023 年 9 月，经由上海市人民政府发展研究中心牵线，课题组承接了撰写本书的任务。时间紧、任务重，但质量不能打折、要求不能降低。为此，上海交通大学健康长三角研究院迅速组织了撰写团队，召开了多次会议，形成了目录大纲，定下了基本框架，发动相关老师、相关行业专家，平行推进、相互验证，数易其稿，完成了撰写工作。

本书是课题组成员共同研究和思索的智慧结晶，作者主要来自上海交通大学健康长三角研究院的专职研究人员以及双聘研究人员。各章的作者如下：第一章，张录法、杨光、徐召鹏；第二章，宗传宏、周华平、吴一波；第三章，蒋锋、侯胜田；第四章，王会儒、王秀强；第五章，董恩宏、郭丽君；第六章，李力；第七章，郭丽君、张岚；第八章，罗津、韩涵；第九章，蒋锋、侯胜田；第十章，朱清亮、胡启元、高庆浩、洪亮、刘卓、周冰心、谈攀。张录法、孙德胜、李力对全书进行了统稿。

此外，在本书的写作过程中，车生泉、陈宏勋、陈宇、程蜀琳、高俊文、韩广华、胡盛峰、胡宗田、黄国光、江鹏、李坤、李林青、李文娟、李银雪、李元欣、刘鹏鹏、马硕、邵峰峰、沈福来、宋立华、唐涛、王大鹏、肖宇、许帅、徐亚峰、许永国、杨科峰、杨跃进、曾春阳（以拼音排序）等以不同形式对本书的研究框架、相关概念界定以及案例等给予了重要的支持和帮助。

为此，在本书成书之际，首先要向本书的执笔者以及智慧、智力、案例等多元内容的贡献者致以最衷心感谢。除此之外，要感谢中国发展出版社各位编辑在出版过程中给予的热心支持，他们对文稿细致入微的打磨精神让我们受益匪浅。

大健康产业是一个当前崭新且未来一段时间也应该是常做常新的课题，本书的研究可能只是这个课题的一个起步和探索，书中难免有所疏漏，还望各位专家不吝赐教。也衷心希望在该领域有更多的研究成果出炉，为我国大健康产业的又好又快发展提供更好的指引。

张录法

上海交通大学健康长三角研究院执行院长

上海交通大学国际与公共事务学院副院长

上海交通大学中国城市治理研究院副院长

2024 年 5 月